青春文庫

抗加齢《アンチエイジング》専門医が教える

# 食事は「引き算」に変えなさい

細胞から若くなる最新常識

本間良子
本間龍介



青春出版社

# はじめに

## アメリカ抗加齢医学会「アンチエイジング」の最新常識
### ――あなたのスーパーホルモン分泌をチェックしてみよう

あなたは、ふだんこんな生活をしていませんか？

- 朝はパンとコーヒー、ヨーグルトなどで済ませることが多い
- 調理が面倒なため、魚料理はあまり食べない
- スーパーやコンビニの弁当や惣菜をよく買う
- 太りたくないのでノンカロリー飲料・食品を選ぶ

一見、何気ない普通の食生活に思われるかもしれませんが、これらは、

**近年アメリカの抗加齢医学会では「アンチエイジングのカギを握る」とい**

**われている臓器「副腎」を疲れさせ、衰えさせる習慣です。**

副腎ってなに？　どこ？　と思われる方も多いでしょう。

腎臓の上に位置するので、「腎」と名前はついていますが、腎臓とは直接関係はありません。でも、実は知る人ぞ知る「ホルモン」の生産工場なのです。

**高血圧、糖尿病、動脈硬化、メタボ、更年期障害、認知障害、不眠・うつ症状、胃腸障害、アレルギーを含む免疫疾患……などなど、多くの不調や病気に、副腎でつくられるホルモンが深く関わっていることが近年の研究でわかってきました。**

なかでも、とくに重要なのが副腎皮質ホルモンのコルチゾール。ストレスから体を守るホルモンとして知られていますが、それだけではありません。

血液中に放出されて、体のあちこちから出てくる炎症（本文で紹介しますが、ほとんどの老化症状は、体のいろんな部位で生じる炎症から起こります）を強力に抑え、体の回復に大活躍するスーパーマンならぬ「スーパーホルモン」なのです。

ところが、ちょっとした毎日の習慣で副腎が疲れ、機能が衰えると、このスーパーホルモンの分泌が悪くなり、さまざまな不調が起こってきます。

次に当てはまる症状をチェックしてみてください。

□最近、もの忘れが多く、人や物の名前が出てこない
□熟睡できず、朝起きても疲れがとれた気がしない
□ささいなことでイライラしたり、怒りっぽくなった
□人に会ったりするのがおっくうで外出しない

□風邪やケガがなかなか治らない
□ボーッとしていて新聞や本が読めない（集中力の低下）
□（女性の場合）更年期障害（ホットフラッシュ、肩こり、頭痛など）がひどい
□性欲がなくなった
□胃炎、下痢、便秘、お腹の張りに悩まされるようになった
□食べる量は変わっていないのに、太りやすくなった
□血圧が高くなった
□血糖値が高くなった
□白髪《しらが》が増えた、抜け毛が増えた
□肌にシミ・シワが増えた

これらにチェックした項目が3つ以上ある人は、加齢や遺伝のせいでは

なく、副腎の機能が衰えて、スーパーホルモンの分泌が不足しているのかもしれません。

でも、大丈夫。薬を使わなくても、副腎の疲れをとり、自前のスーパーホルモンがきちんと分泌されるようにするのは、そんなに難しいことではありません。

副腎ケアの基本は、副腎の〝毒〟となる食べものを体のなかに入れない、という「引き算」のケア。

とくに、毎日の食事をちょっと変えるだけで、誰でも健康で、若々しい心と体に生まれ変わることを実感できるはずです。

スクエアクリニック院長　本間良子

抗加齢専門医が教える
食事は「引き算」に変えなさい　目次

# 第2章

# 若さの要・副腎を元気にする「引き算の食事」法

## ステップ2 肝臓の負担を減らす

### ――毒素を入れない食事&デトックス食材で解毒機能アップ

## ステップ❸ 内分泌系を元気にする



## ステップ❹ 細胞を元気にし、脳を整える

## 第3章 副腎にやさしい「引き算の生活」のコツ

コラム



おわりに



本文イラスト……瀬川尚志
本文図版・デザイン……岡崎理恵
編集協力……樋口由夏

# 第1章

# その老化症状 ＝体内の火事（炎症）は 消し止められる

## 老化症状＝体内の火事

そもそも、老化症状はどうして起こるのでしょうか。

「年をとって体の機能が衰えていくからだ」と答える人が多いかもしれません。

たしかにその通りですが、医学的な目で見ると、**老化にともなう疾患や症状はすべて体内で起きている炎症反応**ととらえることができます。

わかりやすくいうと、**体のあちこちで火事が起きている**のです。

たとえば**血管で火事が起これば動脈硬化**につながります。それが**脳の血管に火事が起こって血管が詰まれば脳梗塞**に、**心臓で詰まれば心筋梗塞**に。

もっと身近な例でいえば、**肌で起こればシミやシワ**になります。

ここでは「火事」という言葉を使いましたが、一般的に医療では「酸化（サビ）」や「糖化（焦げ）」といわれている現象と同じです。

体のサビにしろ、コゲにしろ、炎症性物質が体内にあって、それが火事を起こし、体に悪さをしているのです。

さまざまな体の不調や病気は、その火事が体のどこで起こっているかの違いであり、症状の度合いは、その火事がボヤ程度なのか、終息に向かってくすぶっているのか、大火事なのかの違いなのです。

ここで登場するのが、「火消し役」のホルモンです。

たとえば、身近な例では、蚊に刺されると、赤く腫れたりしますね。これも肌の炎症のひとつですが、このとき、熱をもったり腫れあがるのを抑えるように働きます。ほかにも、アレルギー反応を起こして気管支が腫れあがるのを防止してくれたりします。

体内のボヤであれ、火事であれ、**どんな炎症も抑えるように働く「火消しの水」のような大事な存在**です。

**火消し役のホルモンの名前は、「コルチゾール」。副腎から分泌されるホルモンのひとつです。**

残念ながら、私たちは長く生きれば生きるほど、大なり小なり火種（体のなかのトラブルやさまざまなストレス）をため込んでいきます。その火種をコルチゾールがこまめに消し去っていることで、健康が保てているのです。

ところが、コルチゾールが火消しをするよりも速いスピードで火種が増えてしまったり、消しきれないほどの量の火種ができたり、あるいは消しきれなくなってしまったりすることがあります。そのとき、さまざまな病気や老化症状が外に出てきてしまうというわけなのです。

## 副腎でつくられるスーパーホルモンのすごい働き

老化という名の火事の火消し役「コルチゾール」は、副腎でつくられる――。ここで主役はそろいました。

「コルチゾール」というホルモンと、それを分泌する臓器である「副腎」こそが、この本の主役です。

「副腎」と聞いても、どこで、どんな仕事をしている臓器なのか、ご存じない方も多いと思います。

21ページの図をご覧ください。名前のイメージからして、腎臓を補佐する臓器のように思われがちですが、実はまったく関係ありません。ただ、腎臓と同じように左右に2つあり、その位置も腎臓のすぐ上にちょこんと乗っかるような形で存在しています。

腎臓は泌尿器系の臓器であるのに対し、副腎は「ホルモン」を生産、分泌している内分泌器官なのです。

ホルモンを生産、分泌する内分泌器は、副腎のほかに甲状腺ホルモンを分泌する甲状腺、性ホルモンを分泌する卵巣や精巣、またインスリンを分泌するすい臓、脳にある下垂体《かすいたい》、メラトニンを分泌する松果体《しょうかたい》などがあります。

**副腎は、内分泌器のピラミッドがあるとしたら、そのいちばん下、ホルモン分泌の「土台」となっている重要な臓器です。**

副腎はおまんじゅうの皮とあんこのような二重構造になっています。

おまんじゅうの皮の部分が「副腎皮質」、あんこの部分が「副腎髄質」。

## 最新医学で老化のカギを握る「副腎」の構造

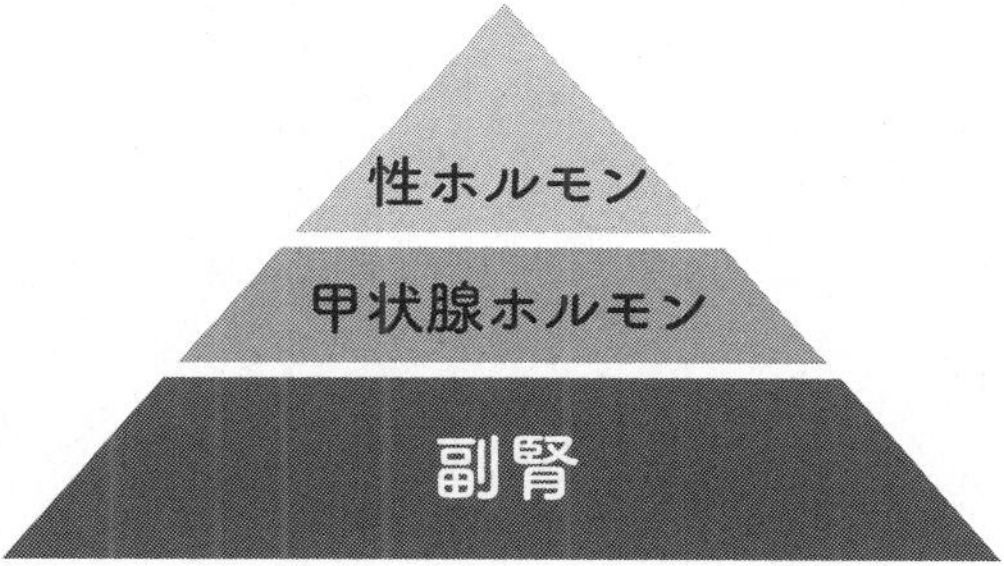


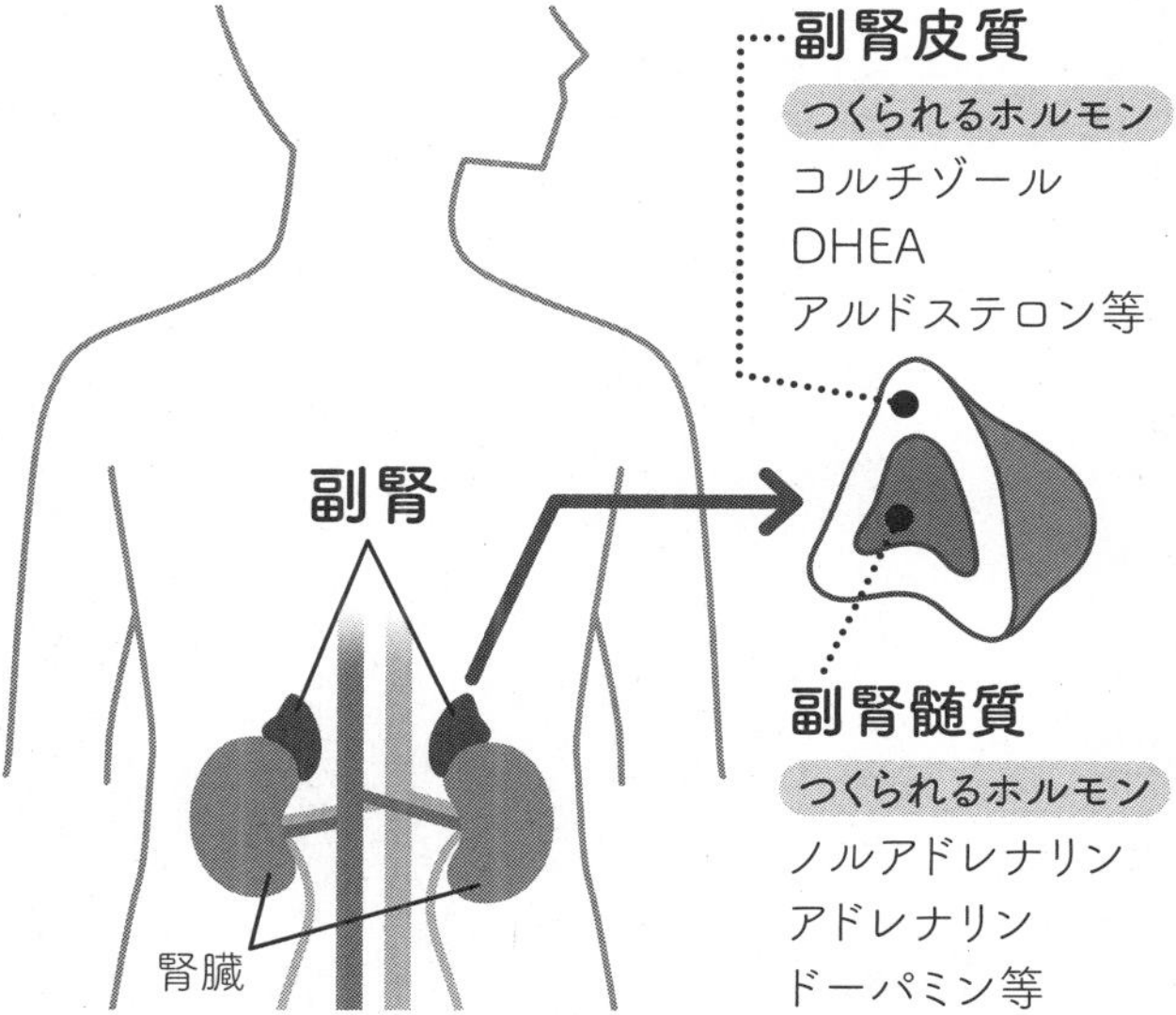

小さなおまんじゅうである副腎の、さらにわずかな皮の部分である副腎皮質からは、コルチゾールをはじめ、DHEA、アルドステロンなどの副腎皮質ホルモンが分泌されています。

副腎皮質ホルモンの働きは、①血糖値の維持、②免疫機能の調整、③血圧の調節、④神経系のサポート、⑤骨の代謝の作用など。生命の維持に欠かせないことばかりだと思いませんか。

また副腎髄質からは、ノルアドレナリン、アドレナリン、ドーパミンなどの副腎髄質ホルモンが分泌されています。

これらのホルモンは交感神経を活発にし、やる気を高めてくれたり、瞬発的な危機に対応できるようにしてくれます。

副腎から分泌されるホルモンは実に50種類以上。

こんなに小さな臓器であるにもかかわらず、担っている役割はとてつもなく大きいのです。

とくに本書の主役であるコルチゾールは、体に炎症（火事）や、炎症を起こすストレス要素（火種）に対して、いつでも駆けつけて対処してくれる、とても働き者のスーパーホルモンなのです。

## ストレス社会の副腎は疲れやすい

副腎がつくるスーパーホルモン「コルチゾール」は、一般に、ストレスに対抗するホルモン、別名「ストレスホルモン」と呼ばれています。

ストレスというと、私たちは人間関係や仕事による精神的なストレスをイメージして誤解しがちですが、体に悪影響を及ぼすもの、体内に炎症を起こすものはすべてストレス。

そして、この「ストレス」が昔と現代では違ってきているのが副腎にとって問題なのです。


太古の昔、飢餓《きが》と闘っていた狩猟の時代は、飢餓と外敵との闘いが最大のストレスでした。敵（獲物）と闘うか、危険を察知したら逃げるか――ストレス反応＝「闘争・逃走反応」でした。

副腎は、闘うぞ、となったときに目をガッと見開き、血管をキュッと締めて、緊張状態にもっていきます。なおかつ血糖値を上げて、闘いの最中に空腹を感じないようにして、闘いきれる状態にするのです。

このとき、副腎からはコルチゾールなどのホルモンが最大限に分泌されていたはずです。副腎のホルモンが、血糖値や血圧にまで関係していたわけが、なんとなくわかったのではないでしょうか。

ところが現代はどうでしょう。

生死を分けるようなストレスがなくなり、飢餓という状態はまず起こりにくくなりました。

その代わりに、感染症をはじめとしたあらゆる疾患、過労、睡眠不足、食品添加物、薬、カフェイン、光刺激、有害化学物質など、さまざまなストレスに長時間さらされ続けることになったのです。

こうした**多くのストレスに対抗して、さかんにコルチゾールを分泌すると当然、働きっぱなしの副腎は疲れ果ててしまいます。**

そのうち、「もう闘えないよ」と副腎はパワーダウン。ストレスに負けて、体内の炎症を抑えきれなくなり、さまざまな不調や症状が出てきてしまうわけです。

ここで、「副腎、副腎というけれど、ストレスを感じるのは脳じゃないの？」と疑問に思われるかもしれません。実際、「病は気から」といいますし、「気持ちをラクにもちましょう」「ポジティブ思考になりましょう」と、考え方や感じ方を変えて、ストレスを感じにくくする方法もあります。

たしかにストレスを感じるのは脳ですが、脳が副腎に「ストレスに対処しなさい」と指令を出し、ホルモンを分泌して「実働部隊」として働くのは、副腎です。

ですから、司令官である脳がいくら命令しても、実働部隊である副腎が疲れきって働かないのでは、解決になりません。

アンチエイジングの話題では、「若さの秘訣は、何事も前向きにとらえる若い心！」「気持ちを若くもちなさい」なんて聞きますが、副腎のケアなしに心も脳もなかなか変われるものではありません。

逆にいえば、**副腎が元気になれば、脳も変わります。自然に心も体も若**

**返っていきます。**

これは、私たちの「副腎外来」に来られる患者さんが〝大変身〟する姿を見ていて日々実感することですが、私たち医師が何もいわなくても、勝手にゴルフやダンスなどの運動を始めたり、旅行に出かけたり。見た目も服装も明るくなり、笑顔が増えます。

「あんなに老け込んでいた人が……!?」「えっ、同じ人なの？」と周りの人がびっくりするくらい変わるんですよ。

## 火種の大きさと火消しのホルモン量の相関関係

さて、スーパーホルモンというと誤解しがちですが、**コルチゾールはたくさん分泌すればいいというものではありません。**

コルチゾール量には個人差があり、「適量」は人それぞれ違います（分泌過多でも分泌不足でも問題を起こします）。

ひと言でいえば、火種の数とコルチゾール量のバランスが大事。

炎症を抑える働きをするコルチゾール量よりも火種（精神的なストレスだけでなく、有害物質など炎症を起こす要素）のほうが大きくなると、さまざまな疾患、老化症状が出てしまうのです。

私たちはこれをよくシーソーにたとえて説明します。

まず第一段階として、炎症が強くなると、コルチゾールの分泌を増やして火消しをします。これで上手に火消しができていれば、シーソーのバランスがとれている状態です。

ところが第二段階で、ある程度炎症が増えてくると、コルチゾールの分泌が不足していきます。するとコルチゾールの分泌に限界が出てきてしま

## 「火種」と「火消し」のホルモンはシーソーの関係

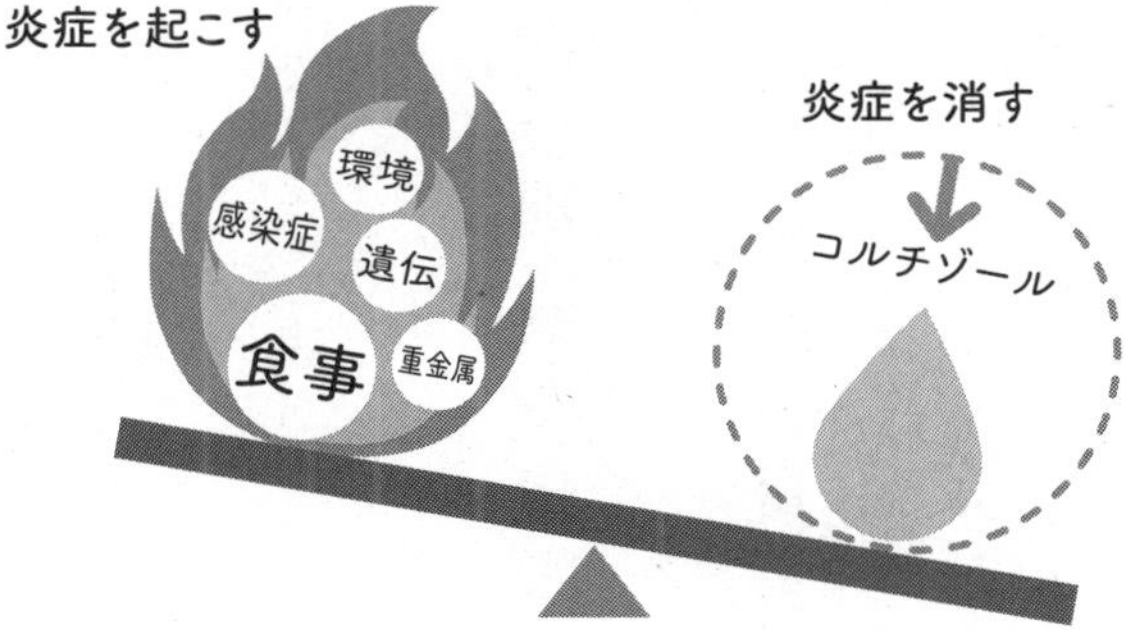


コルチゾール量よりも炎症を起こす火種が多いと、
体内の炎症を抑えることができず、さまざまな不調があらわれる

うのです。シーソーのバランスが崩れた状態です。

この段階になると副腎は疲労し、体の不調が出てきます。

シーソーのバランスを保つためには、コルチゾールの分泌量がある一定量を超えないように副腎を鍛えるか、炎症を起こす火種を減らす作業が大切になってきます。火種が増えるほど、使うコルチゾールの量が増えていきますから。

詳しい実践方法は第2章にゆずりますが、**私たちは主に食生活を見直すことで火種を減らすことができます。**

そうすれば、コルチゾール量は浪費されず、副腎をラクにしてあげることができるのです。

## ［症状別］老化は副腎疲労が原因だった

冒頭で老化症状は炎症（火事）だというお話をしましたが、どの火種がより大きくなるかによって、出てくる症状も違ってきます。

もの忘れやうつ、体力・気力の低下、不眠、更年期障害、便秘などの腸トラブル、糖尿病、高血圧、メタボ、髪・肌の衰え……。体の老化から見た目の老化まで、驚くほど「副腎」が関係していたのです。

ここからは、今現在不調が出ているところ、気になる症状別に、副腎機能との関係を解き明かしていきましょう。

## ① もの忘れや思考力・認知機能の低下

もの忘れや思考力の低下に悩んでいる人は、もしかしたら副腎が疲れていて副腎の機能が低下しているのかもしれません。

事実、**ひどい副腎疲労の状態に陥ると、「ブレインフォグ」といって、脳に霧がかかったような状態になり、認知機能が下がるのです。**

私たちの「副腎疲労外来」に訪れる患者さんでも、明らかにこの「ブレインフォグ」の状態の方がたくさんいらっしゃいます。

たとえば、読書をしても本の内容が頭に入ってこない、ひどい場合は1

冊読み終わった直後から、読んだ本の内容を覚えていないこともあるほどです。

夫の龍介も長年「副腎疲労」を患っていましたが、ひどい状態のときの記憶はまったくないといいます。初めてアメリカのサンタバーバラで、ドクターの治療を3〜4時間受けたのですが、その記憶がないのです。

これはストレス過多で副腎の仕事が多すぎて手いっぱいになってしまったために、脳の記憶を司る海馬《かいば》の機能を抑制してしまっている状態です。

ストレスによって必要とされる**コルチゾールの量がどんどん増えてしまうと、そのことが海馬を傷つけ、「記憶する」という最も大切な機能を落とすために、認知機能が下がっていくのです。**

さらにもうひとつ、**認知機能が下がる原因に性ホルモンの分泌低下があります。**

副腎はホルモンを分泌する器官であり、その土台を支えていますから、副腎の疲れはダイレクトにホルモンに影響します。とくに更年期と重なり、女性ホルモンや男性ホルモンの低下が起こると認知機能が下がることがあります。

同様に、甲状腺ホルモンの機能にも影響を与えるので、同じく認知機能が下がったような状態になることがあります。

クリニックでも、60〜70歳くらいの患者さんで、認知症を患うにしてはまだ若いのに認知機能が落ちたと訴える人には、必ず甲状腺ホルモンを調べるようにしています。検査の結果、甲状腺ホルモンの低下が見られた場合は、補ってあげることで認知機能は正常に戻ります。

年齢的にはまだ若いのに、記憶力が落ちたり、ものごとを筋道立てて考えられなくなったり、もの忘れが多くなると、「認知症」や「アルツハイマー」

などが疑われます。けれども、副腎が疲れていて「ブレインフォグ」が起きている可能性は非常に高いでしょう（ブレインフォグはあくまでも「認知症様症状」であり、認知症とは区別されます）。

ただし、炎症を起こしている火種そのものが脳にとって大きくなり、深刻な状態になれば、アルツハイマー型認知症になるリスクが高くなります。アルツハイマーは、脳の中に老人斑と呼ばれるような炎症が起こる病気です。

繰り返しますが、その炎症＝火事がどこで起きているかによって、出てくる症状や病気が違ってくるのであって、ブレインフォグがある人が認知症になりやすいわけではありません。

## ②不眠症、睡眠障害

年をとるにつれて「眠れなくなった」「夜中に目が覚めてしまう」という声をよく聞きます。

実はこうした不眠や睡眠トラブルにも、副腎が大きく関わっています。

まず、**副腎から分泌されるコルチゾールは、朝の目覚めを助ける働きをしています。**

健康な人のコルチゾールの分泌量は、朝4～6時ぐらいから増え始めて、午前8時ごろをピークに夜に向かってだんだん下がっていき、夜中から午前4時にかけて最も低くなるという一日のなかでの分泌リズム（「概日リズム＝サーカディアンリズム」といいます）があります。

つまり、早朝からコルチゾールの分泌量が増えることで体は目覚め、分泌量が減ることで体は休まるのです。

ところが、副腎が疲れて副腎の機能が衰えると、一日のなかでコルチゾールが分泌するリズムが乱れてしまいます。

一方でコルチゾールと対《つい》のような働きをしているのがメラトニンというホルモン。脳の松果体から分泌されるホルモンで、別名「睡眠ホルモン」です。メラトニンの分泌は夜9時ごろに始まり、眠気を感じるようになります。

コルチゾールとメラトニンは、よく太陽と月にたとえられます。コルチゾールが太陽、メラトニンが月です。

自然界では、太陽が沈むとほぼ同時に月が出てくるように、体内のホル

## コルチゾールの分泌リズム

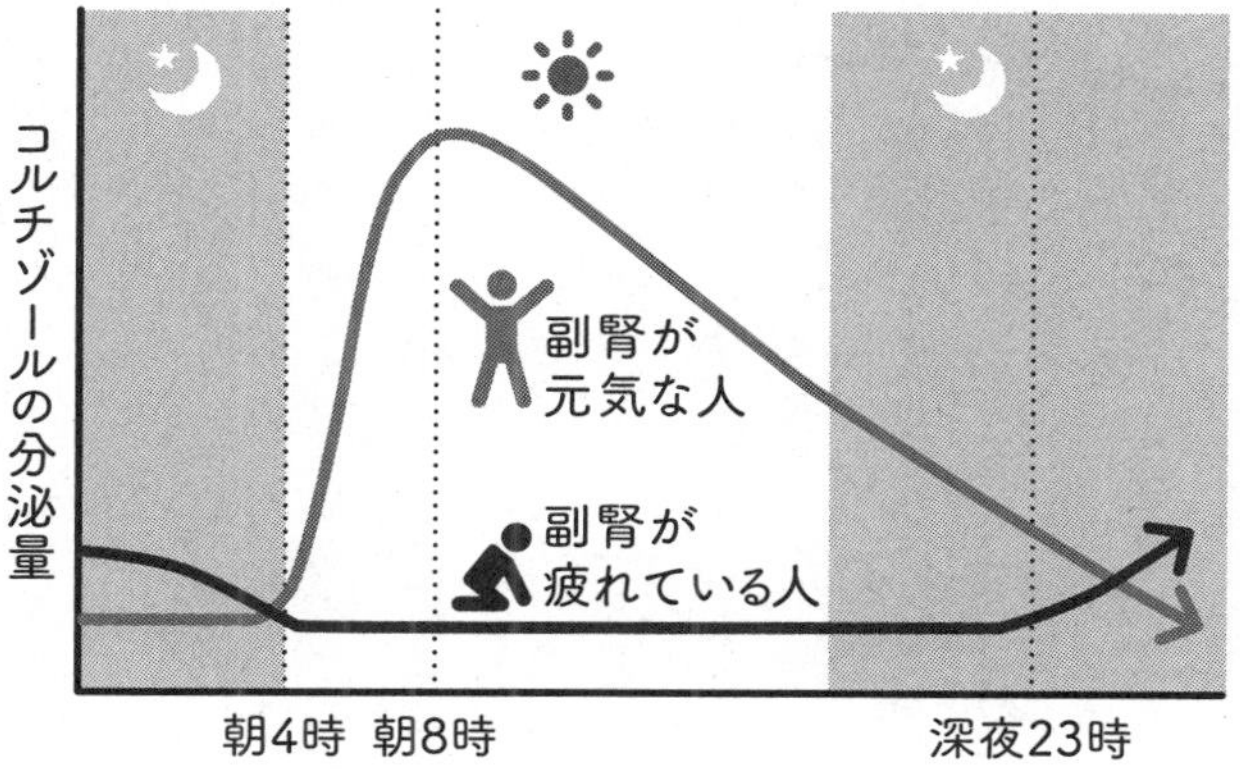


モン分泌も、この「オンとオフ」のメリハリが大切なのです。

にもかかわらず、副腎が疲れてコルチゾールの分泌リズムが崩れてしまうと、どうなるでしょう。

なにしろ、活動量の多い日中に分泌されるべきコルチゾールの分泌が低下してしまうので、日中もボーッとしてしまうことがあります。しかも、分泌量が減っていくべき夜もそのままダラダラと分泌されているので、相対的に見ると、夜のコルチゾール分泌量が多く感じてしまい、かえって眠れなくなってしまうのです。

つまり、月（メラトニン）が出るべき時間帯なのに太陽（コルチゾール）がなかなか沈まず、月は出るタイミングを失っている状態です。

夜は副腎も休む時間であるにもかかわらず、コルチゾールが分泌をやめないので、働き続けることになり、ますます副腎は疲れきってしまいます。

こうして、ようやくメラトニンが出るころには夜中の3時、4時になっていて、朝起きられない……という悪循環に陥ることになるのです。

一般に、質のいい睡眠のためには、「昼間は活動し、夜は休息する」という生活のメリハリが大事、といわれますが、オンとオフがはっきりしていることを好むホルモン面から見ても理にかなっています。

副腎をしっかり休ませ、不眠を解消するためには、昼と夜のオンとオフを明確にし、生活にメリハリをつけることが大切です。

## 3 キレる、イライラ、感情のコントロールがきかない

ささいなことで暴力をふるったり、怒鳴りちらしたり……。近年、「キレる高齢者」が話題になって久しいですね。

また、何をするにもおっくうになり、外出しなくなるという「高齢者の引きこもり」も社会問題になっています。

この問題も「年をとると我慢がきかなくなるから」「頑固になって人づきあいが難しくなるから」などと、性格のせい、精神的な問題に片づけられがちです。

でも、往々にして副腎の機能が低下しているためではないかと私たちは考えています。

副腎の働きが悪くなれば思考力は低下し、感情のコントロールもききに

くなります。

副腎は、「手いっぱいな状態」を嫌う臓器です。

何しろ、余力がなければ生命の危機に陥ってしまいますから、何よりも副腎に余力を持たせることを優先します。先述した「ブレインフォグ」の状態にして認知機能を低下させるのも、副腎を働かせないようにするため、副腎が自分を守るための策なのです。

副腎の仕事はストレスに対応することですから、副腎を休めるためには、なるべくストレス対応をしないで済むような環境をつくろうとします。

つまり、「他人との関係を断つ」「いつもと違うこと、慣れないこと、新しいことを避ける」「他人を排除する」といったようなことをして、自分を守るのです。

それを傍《はた》から見れば、「つきあいの悪い人」「引きこもりがちな人」「偏屈な人」「頑固な人」になります。

そうです。**人づきあいが悪いのも、偏屈なのも、その人の人間性ではなく、肉体的な問題だったのです。**

ただでさえ疲れている副腎にとって、外に出ることは大変なストレスです。

副腎からすれば、「手いっぱいの状態」だからこそ、ささいな出来事でイライラする、パニックになる、感情のコントロールがきかなくなる……ということが起こるのです。

## ④高血圧、糖尿病、高脂血症、動脈硬化、肥満などの生活習慣病

いわゆる「生活習慣病」が副腎と関係しているなんて、日本ではほとんど知られていません。

でも、動脈硬化は血管の炎症、糖尿病は脂肪の炎症……と、その部位の炎症が原因で病気（火事）が起きている。そう考えれば納得です。

**副腎が疲れて火消しをするコルチゾールの分泌量が減ってくると、その部位の炎症を抑えきれなくなってしまうため、高脂血症や高血圧症、メタボにまでつながっていくのです。**

医学的な説明をすると以上のようなことになりますが、〝副腎の身〟になってとらえると、もっと話はわかりやすくなります。

先ほど、「飢餓と外敵との闘い」の話をしましたが、人類の長い歴史のなかで、飢餓と外敵と闘うために、コルチゾールは空腹でも闘いきることができる体にするため、血糖値を上げてサポートしていました。

このストレス反応は、飢餓の時代であろうと現代であろうと同じです。

副腎が炎症を起こす要素（火種）を察知して、

「よし、わかった！　食べなくても闘える体にしておいてやるよ！」

というわけで、常に血糖値がダラダラと高い状態を維持します。そうなれば当然、糖尿病につながります。

加えて、「闘うためには血管を引き締めて、血圧も上げておくよ」となるため、高血圧にもつながっていくのです。これが生活習慣病に通じる仕組みです。

つまり、飢餓の時代なら非常に役に立った生命を維持するためのストレス反応が、現代では空ぶりをしてしまい、まるで体に悪さをしているかのように見えてしまうのです。

戦闘態勢に合わせて、血糖値が下がらないようにするための仕組みはできているものの、この飽食の時代、「血糖値が上がりすぎてしまう」という事態は、人間の体にとって想定外だったのです。

血糖値が高くなると、血糖値を下げるために、すい臓からインスリンというホルモンが分泌されます。ところが、コルチゾールの分泌が多くなるとインスリンの効きが悪くなってしまうため、糖尿病のリスクがさらに上がってしまうのです。

## ⑤ うつ、倦怠感

副腎が働きすぎてぐったり疲れてしまうと、心も体もぐったり。コルチゾールの分泌量が不足して、ストレスに立ち向かうパワーが出ない状態になります。

すると、副腎はストレスにさらされなくて済むような環境に自らを置くようになるため、「感情の老化」の項でも説明したように、家に閉じこもりがちになったり、抑うつ状態になって何事にもやる気が出なくなったりします。

「いつも家でゴロゴロしている」「怠けてばかりいる」「やる気がない」と周りから見られがちですが、そうではありません。副腎を守るための無意識の行動だと理解してあげてください。

私たちのクリニックでも「副腎疲労」で来院してくる方のなかには、すでに精神科や心療内科で「うつ病」と診断されて抗うつ剤を処方されている方が大勢います。

ところが、抗うつ剤を飲み続けても一向に症状が改善しなかったのが、副腎の治療を重ねることで、長年苦しんできた症状から解放されるケースがたくさんあるのです。

なぜなら、そのうつ症状は「副腎疲労」が原因だからです。

日本では「副腎疲労（これは病名ではなく症状を指しています）」はあ

まり知られていないため仕方がないのですが、精神科や心療内科で、「最近やる気が出なくて気分が落ち込んで……」などと話すと、決まって抗うつ薬などの薬を処方されてしまいがちです。

それは薬を用いて目先の症状に対処しているにすぎず、体のなかに起きている火種（うつ症状を起こす根本原因）を消したことにはなりません。根本原因である副腎をケアすることで、薬の量が減る、あるいはまったく飲まなくなることも十分可能なのです。

5〜7種類くらいの薬を飲んでいた人が、食生活の指導を中心とした副腎ケアで薬を一切飲まなくなった、というケースまであるのです。

副腎をケアしない限り、どんな薬を飲んでも根本解決にはならない、そのわけを説明しましょう。

ご存じの方も多いかもしれませんが、うつ病は、「幸せホルモン」と呼ばれている神経伝達物質セロトニンが不足することから起こります。

セロトニンは精神を安定させる作用がありますから、これが脳内で不足すると、不安感が強くなったり、気分が落ち込むといった抑うつ状態に陥ります。

そのため、うつ病の治療では、不足しているセロトニンの濃度を上げてセロトニンが増えたかのように錯覚させる「選択的セロトニン再取り込み阻害薬」が使われることが多いわけです。しかし、この薬ではセロトニンそのものの生産量が増えたことにはなりません。

体に炎症があると、そもそもセロトニンをつくられにくくなっています。「もと」がない状態で、いくら薬を使って増やそうとしても、あまり効果が出ないのは当然です。

副腎をケアし、炎症を減らすことで、セロトニンをつくれる体にしていく。それがうつを根本から治すことになるのです。

## ⑥ 更年期障害

40〜50代の女性で、顔のほてりや発汗がある、ボーッとすることが多い、疲れがとれない、気分が落ち込む、イライラする、などの更年期症状に悩まされる人は少なくありません。

一般に「女性ホルモンの減少」が引き起こすといわれていますが、実はそれだけではないのです。

あなたのまわりにも更年期症状が重い人と軽い人がいませんか。その差は何かというと、ここにも副腎が関係しています。

信じられないかもしれませんが、閉経後の女性ホルモンは、卵巣ではなく副腎でつくられているのです。だから副腎が疲れてしまうと女性ホルモンの分泌が減少し、更年期症状が重くなるのです。

女性ホルモンのエストロゲンは卵巣から分泌され、男性ホルモンのテストステロンは精巣から分泌されると思っていませんでしたか。

もちろん、それも事実ですが、副腎では、女性ホルモンと男性ホルモンの両方がつくられているのです。

さて、女性の場合、40歳を過ぎるころから、女性ホルモンのエストロゲンの分泌量はガクンと減っていきます。このホルモンの急激な減少に体が対応しきれなくて、ホルモンの欠乏症状として更年期症状が出てくるわけです。

ところが、副腎が元気な人は、エストロゲンの分泌量が急激に減ることはなく、ソフトランディングするかのようにゆっくりと落ちていきます。

それは、副腎がしっかりサポートしてくれるから。卵巣からエストロゲンの分泌量が減ったことがわかると、すぐに体に必要な分だけ分泌してくれるからです。すると、更年期症状も軽くなります。なんと、まったくないという人もいます。

閉経が近づいて卵巣が機能しなくなると、卵巣から副腎にバトンタッチが行われます。副腎が、女性ホルモンであるエストロゲンを分泌する働きを一手に引き受けてくれるのです。

**副腎が元気であれば、年齢を重ねても女性ホルモンは「低め安定」に維持され続け、一生元気でいられるのです。**

反対に、副腎が披露していると、性ホルモンが減少します。

副腎がすべてのホルモンの土台にある「ピラミッド」の図（21ページ）を思い出してください。

火種（炎症を起こす要素）がたくさんあって、コルチゾールが過剰に分泌されると、副腎はそれで手いっぱいになって、土台の上にある性ホルモンの生産は後回しになります。

副腎は、卵巣や精巣（あるいは甲状腺にも）に口出しをしてほかのホルモンを使えなくするくらいに必死な状態。さらに、副腎疲労によってコルチゾールの分泌さえも低下してしまうと、更年期の症状がさらに悪化していくことさえあります。

最近は男性の更年期障害（ＬＯＨ症候群）も増えていますが、これも副腎が性ホルモンの生産に対応しきれずに男性ホルモンの分泌が低下していると、性欲の低下、ＥＤなどの更年期の症状が表れやすくなります。

男女ともに、副腎をケアすることが更年期を上手に乗り切るコツなのです。

## 7 骨粗鬆症

骨がスカスカになってもろくなる「骨粗鬆症《こつそしょうしょう》」。男性にも見られますが、女性に圧倒的に多いのは、更年期症状同様、女性ホルモンが大きく関係しているからです。

女性ホルモンのエストロゲンは「骨の新陳代謝」にも関わっていて、閉経を迎えてエストロゲンが急減すると、骨形成が追いつかなくなって骨量が減っていくわけです。

ところが、副腎が元気な人と疲れている人では、骨粗鬆症になるリスクがまったく違うのです。

前に紹介したように、副腎でも女性ホルモンはつくられていますから、たとえ卵巣からの女性ホルモンの分泌がストップしてしまっても、副腎が元気であれば、卵巣からその働きがバトンタッチされ、エストロゲンは分泌され続けます。

反対に、副腎が疲れていて余力のない状態だと、卵巣の仕事を肩代わりできないのです。

そのうえ、体のなかに炎症＝火種が多く、コルチゾールが過剰に分泌された状態になると、骨がもろくなることがわかっています。

つまり、火種を多く持っている人、体の不調が多い高齢の方は、それに対応するために過剰にコルチゾールが分泌されるので、骨粗鬆症になりやすいといえるのです。これでは泣きっ面に蜂ですね。

ところで、骨粗鬆症で困るのは、骨がもろいという事実ではありません。「骨がもろいことによって骨折すること」なのです。

ならば、転ばなければいいはずです。転ばないように、しっかり筋肉をつければいいと思いませんか。

ただ、筋肉をつけてもそれをコントロールできなければ意味がありません。ポイントは耳の奥にある三半規管《さんはんきかん》。平衡感覚を司る器官で、三半規管がしっかり働いてくれると、転びにくくなります。

エストロゲンの分泌が低下することによって、三半規管の機能が低下することもわかっています。

よく、更年期を控えた40代くらいの女性が、何も段差がないようなところでつまずくことがありますが、これも副腎疲労でエストロゲンの分泌が低下しているケースが多いようです。

いずれにしても、副腎を元気に保ち、エストロゲンの分泌をキープすることが最善の予防策です。

## ⑧ 便秘、下痢、お腹の張りなど腸トラブル

便秘、下痢《げり》、お腹にガスがたまりやすい……。副腎が弱ると、こんな腸のトラブルも多くなってきます。

なぜなら、**コルチゾールの分泌量が不足すると、胃腸粘膜の組織の修復がうまくできないから。**

また、消化酵素も出にくくなるため、便秘や下痢、さらには胃炎などに結びつきやすくなるのです。

自覚症状があるかどうかは別として、**「副腎が弱っている人で、腸のトラブルがない人はいない」**と断言できます。

最近、急増している「過敏性腸症候群」は精神的ストレスが原因ともいわれていますが、ストレスによって副腎が疲労していることも大きな原因

といえます。

気をつけたいのは、**お腹が弱いからといって、下痢止めや下剤などを飲んでいると、さらに副腎に負担をかけることになる**ということです。後述しますが、薬などの化学物質も副腎にとっては〝毒（炎症を起こすストレス要素）〟なのです。

老人ホームなどに往診に行くと、ご高齢者の多くが便秘で悩んでいます。便秘解消のために、「腸のなかの善玉菌を増やそう」とヨーグルトや乳酸菌サプリなどが人気です。

でも、問題（炎症）のある腸のなかに、いくら何かプラスして取り入れようとしても、残念ながら効果は表れません。どういうことか、順を追って解説しましょう。

腸には、栄養を吸収する小腸と、便をつくる大腸がありますが、まず小腸に炎症が起こると、「栄養を吸収する」という仕事ができにくくなります。栄養が吸収されなければ、全身の細胞は栄養不足に！　当然、細胞の働きが悪くなりますから、それに対処するために副腎のコルチゾールがたくさん使われてしまうのです。

しかも、本来なら小腸で栄養が吸収され、大腸には残りカスのみが通過するはずなのに、大腸まで栄養素が素通りしてしまい、大腸にはカビが増えます。

とくに、**パンやパスタ、うどんなど糖質の多い食事をしている人は気をつけてください。糖質はカビのエサ！**　です。

さらに、**栄養は悪玉の腸内細菌のエサとなるため、エサをたくさんもらえると、悪玉の腸内細菌は増え続けるのです。**

善玉の腸内細菌がいなくなると、いい便がつくられず、上手な排泄《はいせつ》ができなくなり、さらに腸の粘膜の炎症ができていきます。すると、またコルチゾールがたくさん必要になって副腎の仕事場が増え続けていく……という悪循環が起こるのです。

健康な腸機能を持つ人は、一日1～3回排泄します。二～三日に1回の排便でもいい、という人もいますが、毎日排便がなければ、腸のなかで停滞した老廃物が粘膜を傷つけ、毒性や炎症＝火種を増強し、症状を悪化させていきます。

腸の調子が悪いと、イライラする、頭痛がある、集中力がなくなる、不安感がある、風邪のような症状がある、眠れない、音に敏感になるなど、多くの不快症状が出てきます。

**便秘も炎症＝火種のひとつです**。この火種を早く消すか、副腎を元気にしてコルチゾールで対処できるようにしていかなければ、10年後、20年後の大きな病気に結びついてしまいます。

## 9 皮膚の乾燥（たるみ・シワ）、髪の老化（薄毛・白髪・ツヤがなくなる）

皮膚がカサカサする、シワが増える、髪がパサつく、脱毛や薄毛、白髪が増える……。こうした「見た目の老化」まで、副腎が元気な人と疲れている人とで差がついてきます。

繰り返しになりますが、副腎はホルモンの土台。ホルモンを分泌する内分泌器官として、土台である副腎の上に甲状腺が乗っています。だから、副腎が弱ると、必然的に甲状腺も弱り、その機能も低下していくのです。

甲状腺の機能が低下すると、体がむくみ、ぼてっとしてきます。甲状腺ホルモンはエネルギーを産生するホルモンなので、自らエネルギーを使わないで済む状況に持っていこうとします。つまり、エネルギー不足のために家に閉じこもり、外に出て行かなくなるのです。体は冷え、免疫力も落ち、風邪もひきやすくなります。

さらに、髪の毛は細くなり、肌ツヤがなくなり、乾燥してきます。

「最近、髪がぼさぼさになってきた」「ツヤが出なくなって髪質が変わった」という人は、加齢のせいではなく、甲状腺機能の低下があるのかもしれません。

さらには、女性で40代、50代であるにもかかわらず、髪の毛が薄くなってきて猫っ毛のようになりボリュームが落ちてきた方を調べると、たいてい甲状腺の機能が低下しているケースが多いようです。

最近、女性の薄毛で悩む方が増えているようですが、髪の毛や地肌の問題というより、甲状腺機能の問題かもしれません。

一方、白髪は、ビタミンB不足が原因のことが多いでしょう。なぜビタミンBが不足するかというと、副腎でコルチゾールをつくるとき、ビタミンBを大量に消費するからです。

たとえば初対面で白髪が多い人を見ると、「ご苦労が多かったのだろうか」「何かストレスがあったのだろうか」と感じることがあります。この第一印象はあながち的外れではありません。

大きなストレスがあると短期間でも白髪が増えることがあります。これもストレスに対応するためにコルチゾールが大量に生産され、ビタミンBを一気に消費してしまうからです。

また、若白髪の人や、自分の両親のどちらかが白髪が多く、自身も白髪が多い場合、多くはビタミンBを吸収しにくい遺伝的素因があるケースが多いようです。

「遺伝だから仕方がない」とあきらめてしまいがちですが、白髪そのものが遺伝するわけではありません。意識的に食事にビタミンB群を含む食材をとり入れたりすることで、白髪は減っていきます。

夫の龍介も、40代の今より副腎疲労を患っていた20代のときのほうが白髪が多かったんですよ。

なお、ビタミンB群をとるときは、良質のものをたくさん、かつ小まめにとることが重要です。


また、副腎の機能が低下してコルチゾールの分泌が下がってくると、目の周りが黒ずんできます。目全体を囲むようにクマができてしまうような状態です。

実際、副腎疲労がひどい患者さんのなかにも、目が落ちくぼみ、パワーが出ないといった状態の方が多く見受けられます。唇に黒い斑点ができることもあります。

甲状腺機能の低下によって血流が悪くなるので、冷え性にもなりやすく、肌の血色が悪く青白い顔になるので、より一層老けた印象を受けてしまうのです。

「赤ちゃん」とはよくいったもので、顔に赤みがあるほど若々しい印象を受けます。女性の場合、副腎が元気になると、頬紅をつけたり、口紅をつけたりして化粧しなくても、明るく若々しい素肌に変わります。

年を重ねていけば誰でも自然にシワは増えるもの。問題は、副腎が疲れている人には、老化現象が「年齢よりずっと早く」来てしまうことなのです。

## ⑩ そのほか、リウマチなどの自己免疫疾患、アレルギー症状

自己免疫疾患は、本来なら自分の体を守るために異物を排除する免疫反応が、自分自身の細胞やたんぱく質などを異物と見なして攻撃してしまう病気です。

たとえば自己免疫疾患が関節に出たらリウマチに、甲状腺に出たらバセドウ病になります。

この**免疫機能をコントロールするのも副腎のコルチゾールの働きです**から、副腎が疲れていてコルチゾールが不足すると、免疫をうまく調整することができなくなってしまうのです。

また、バセドウ病や橋本病など、甲状腺で起こる病気は、とくに副腎機能の低下と関係があります。ホルモンの土台である副腎が弱ると甲状腺も弱るため、体内で免疫の異常が起こっているのです。

このように、自己免疫疾患を改善するためには、副腎を元気にすることが重要です。

一方、免疫といえば、アレルギー症状も、副腎が疲れているかどうかで症状や、その重さが違ってきます。

アレルギー性鼻炎、花粉症、気管支ぜんそくなどの炎症を抑えるのも副腎のコルチゾールです。

副腎が疲弊していてコルチゾールが不足すると、アレルギーの炎症を抑えきれなくなり、ある日突然、アレルギーを発症したり、症状を悪化させるのです。

副腎の疲れをとり、ケアすることで、コルチゾールが必要量を分泌されるようになると、アレルギー症状も改善されることが多々あります。

以上、驚くほどさまざまな疾患や症状の本当の原因は「副腎」にあったことがおわかりいただけるでしょう。

意外なところでは**歯周病（歯槽膿漏《しそうのうろう》）などの歯の疾患にも、副腎の機能低下によるコルチゾール不足が関わっています。**

歯槽膿漏ともいわれる歯周病は炎症そのもの。その火種を消すために、コルチゾールが必要だからです。

繰り返しになりますが、免疫を調整するのもコルチゾールの役割なので、コルチゾールの分泌不足で免疫力が低下すると、歯周病の進行が促進してしまうこともあります。

ですから、歯のケアだけでなく、副腎のケアが重大なポイントになってくるのです。

老化という名の火事の最たるものが、がんです。がんも体のなかに起こる炎症が炎症のままで終わらず、大火事になってしまった状態です。遺伝的に炎症を起こしやすい人は発症しやすいですが、健康な人でもがん細胞は常に生まれ続けています。その火消しをしてくれるのもコルチゾールです。

コルチゾールが不足すれば免疫機能が落ちますから、がんを発症するリスクは上がるでしょう。

つまり、副腎が疲れてコルチゾールが不足すれば、がんは発症しやすくなり、がんを発症すれば、その火事を消すためにまた大量のコルチゾールが使われるので、症状を悪化させることになるのです。

## 副腎ケアはアメリカ抗加齢医学会の常識！

日本ではあまり注目されていない「副腎」ですが、アメリカの抗加齢医学会はもちろん、ヨーロッパでも、あらゆる病気や症状を治療する際に、まず「副腎ケア」をすることはもはや常識となっています。

アメリカで抗加齢医学のセミナーや勉強会に参加したときに驚いたのは、「副腎ケアが大前提」で、すべての治療が進んでいることでした。当たり前のことなので、誰も副腎ケアについて教えてくれなかったのです。

どんな病気や不快症状がある人にも共通しているのは、体内に炎症や炎症を起こす要素（火種）があるということ。

これを私たちは「コルチゾール泥棒」と呼んでいますが、まず、その人にどんな火種があるのかを見て、その火種を抜いて副腎の負担を減らしながら炎症を治療していきます。

日本の医療では、この「火種を抜く」という治療をほとんどやっていません。でも、火種を減らして「副腎が手いっぱいな状態」から脱しない限り、根本治療にならないのではないでしょうか。

私たちはたまたま自ら副腎疲労を経験し、原因不明の不調に苦しんでいる日本の患者さんのために、「アドレナル・ファティーグ（副腎疲労）外来」を立ち上げました。

**副腎疲労を患っていても、健康診断ではわかりません。**前にもふれたように、「ホルモン値」は相対的なもので、その人にとっての適量がありま す（コルチゾール量の調べ方は166ページのコラム参照）。病院で検査をしても、多くが基準値の範囲内に収まってしまい、治療の対象にならないのです。

こうしたことから「副腎の機能低下」に気づかずに症状を悪化させている人が増えているように思います。

少しでも多くのみなさんに「副腎の重要性」を知っていただき、今日から副腎のケアを始めていただきたい。そうすれば、さまざまな不調や症状に苦しむ人がずっと少なくなるはずです。

## 副腎疲労は、体に毒を入れない「引き算のケア」で治せる

次章からは、いよいよ具体的な副腎ケアの方法をご紹介します。重症のケースは別として、**副腎の疲れは自分で治せます。**

そして、副腎のケアには順番(ステップ)があります。

ステップ❶ 腸の状態を整える
ステップ❷ 肝臓の負担を減らす
ステップ❸ 副腎をサポートする内分泌系を元気にする
ステップ❹ 細胞を元気にし、脳を整える

**なぜ「腸」からスタートするかというと、食べものの「入り口」だからです。**

副腎でつくられるホルモンは、私たちの口から入る食べものによってつくられます。そして、その食べものが消化・吸収されるところは「腸」です。

まず腸を整えて、食べたものをきちんと消化・吸収させたあとは、「肝臓」です。

肝臓は、重金属や化学物質などを解毒《げどく》してくれる、いわば体内のデトックス工場です。

食べもののなかには、さまざまな有害物質が含まれています。肝臓が解毒に追われてしまえば、その負担は増えるばかりです。ですから**有害物質の多い食事を避け、肝臓の負担を減らすようにしていきます。**

腸と肝臓をよくするだけで、副腎はかなり元気になるはずです。

腸と肝臓にアプローチしつつ、ステップ③の副腎に移ります。

副腎が元気になる栄養素をとり、ストレスの少ない生活を送るようにします。すると、コルチゾールをはじめとする全身のホルモンバランスが整っていきます。

副腎が元気になれば、体内の炎症も十分カバーできる余力ができてきます。その結果、細胞が元気になり、ストレスにさらされた脳も安定していくことになるのです。

**副腎ケアの基本は「体に悪いもの（毒）を入れない」**。**毎日の食生活に気をつけるだけで誰でも実践できることばかりです。**

副腎が元気になると、患者さんはみなさんおっしゃるのですが、「生まれ変わったような気分」になります。

本当の自分はこんなに元気でタフで、やる気とパワーにあふれていたのだと気がつくことができるでしょう。

コラム

# 夫も副腎疲労の回復で若返りました

日本で初めての「アドレナル・ファテーグ（副腎疲労）外来」を開いたのは、クリニックの副院長である夫の龍介自身が長い間、副腎疲労に苦しんでいたことにあります。

夫と知り合ったのは、二十歳のころ、2人とも医学部の学生でした。

当時、彼はアメフトをやってはいましたが、疲れやすい体質で、何か世間に対して斜《しゃ》に構えていて批判的でした。友人も少なく、一緒にいて心地のいい人としかつきあわない。許容範囲が狭いというか、他罰的で周りを寄せつけないような面もありました。

実は夫は10代のころから朝は起きられず、すぐぐったりと疲れてしまう体質だったようで、中学2年のときには1年間、学校にも行けない状態だったのです。周囲はうつ病だと思い込んでいましたが、今思えば、このころから副腎疲労だったのでしょう。

大学卒業後、医師としてハードな勤務をしながら、休みの日は死んだように眠る日々……。数年はなんとか続けていましたが、ある日、朝まったく体が動かず、起き上がることさえできなくなってしまったのです。

原因不明のまま、うつ病と診断され、やがて休職を余儀なくされました。

夫の不調の原因がわからないまま焦る気持ちばかりが募り、インターネットで検索を繰り返す日々。そんなとき、「アドレナル・ファティーグ（副腎疲労）」という言葉に出会いました。これが「アドレナル・ファティーグ」の概念を提唱したアメリカの医師ジェームズ・L・ウィルソン博士との出会いでした。

うつ病でもなく、やる気がないわけでもなく、夫の症状に「アドレナル・ファティーグ」という病名があったことに、何よりもほっとしたことを覚えています。

一筋の光が見えたと思った私は、その後、夫をともない何度となく渡米。そのころのことを夫はほとんど記憶にないといいます。

まだ日本に副腎疲労という概念がまったくないころでしたから、今はクリニックで3カ月から半年ほどかけて行う治療を、渡米を繰り返しながら3～4年かけて行いました。探り探りでトライ&エラーを繰り返しながらも、症状は少しずつ改善していきました。

その後、夫婦でウィルソン博士の講義を受講するようになり、常に新しい情報交換をすべく、勉強は今でも続いています。

甲状腺機能が低下すると、眉毛の外側の半分くらいが薄くなります。夫もご多分に漏れず眉毛が半分ありませんでしたが、数年後に生えてきました。

また、第1章でもふれたように、夫は若いころから白髪がありましたが、**40代の今は20代のころより白髪が激減し、ほとんど目立たなくなりました**。白髪はビタミンBが吸収しにくいことで起こります。若白髪の人は「父もそうなので遺伝です」とおっしゃいますが、白髪が遺伝するのではなく、ビタミンBの吸収障害が遺伝しているのです。

でも、栄養面を改善さえすれば、白髪さえ黒髪に戻るのです。

現在、平日はクリニックに勤務し、休みの日は朝から畑仕事をしたり、子どもとラグビーをすることもできます。**20代のころよりはるかに気力・体力とも元気です**。

夫婦ともども治療に向き合った数年間はとても長く、つらいものでしたが、経験したからこそ患者さんのつらさが身をもってわかるのです。

夫は「大変ですね」と患者さんに心からいえますし、「僕も、今でも副腎疲労とつきあっているからね」といえるのです。

コラム

## ステロイドは怖い？

「ステロイド」と聞いて、どんなイメージを持ちますか？

多くの人は、「ステロイド」はよくないもの、使いすぎると副作用が強いもの、といったネガティブなイメージを持たれているのではないでしょうか。

実は本書でご紹介しているコルチゾールは、そんな悪名高いステロイドホルモンのひとつです。

すでに説明した通り、コルチゾールはストレスの元に駆けつけて炎症を抑えてくれる火消し役で、人間にとってなくてはならないもの。コルチゾールが適量に分泌されていると、免疫機能はバランスのいい状態に保たれています。

炎症を抑える火消し役のコルチゾールは、抗炎症薬のステロイドとして広く使われていますが、ステロイドが怖いものと誤解されてしまうのは、ステロイドを「入れすぎてしまった」とき。火事の現場でも、火消しの水を入れすぎたら、じゃばじゃばと水浸しになってしまいます。それと同じで、ステロイドを入れすぎてしまえば、それだけ免疫機能が落ちてしまい、さまざまな悪さをしてしまうことになります。

つまり、怖いのはステロイドそのものではなく、その量なのです。

ＥＲ（救急救命室）に勤務していたとき、交通事故の外傷などで瀕死の状態の方には、炎症を抑えるために大量のステロイドの点滴をしていました。もちろん命を優先するためです。そのくらいステロイドの火消しの役割はすごいものなのです。

よく、アトピー性皮膚炎の患者さんで、ステロイドに頼ってばかりいると、いつまでたっても完治しないといわれることがあります。もちろん、火種を探して根本的な治療をしなければ完治はしないでしょう。火種を消さないままステロイドを増やす一方では弊害が出てしまうのはたしかです。ですが、今起きている炎症はステロイドで抑える必要がありますし、そのことの意味はとても大きいと思います。

大切なのは適量であること。ステロイド（コルチゾール）は悪者ではなく、上手につきあっていけば、強い味方になるものなのです。

# 第2章

# 若さの要・副腎を元気にする「引き算の食事」法

# 体に悪い食べものを「入れない」だけで改善！

副腎をケアし、元気にする方法はとてもシンプルです。
それは「副腎の仕事を減らすこと」であり、「副腎をタフにすること」です。
そのために心がけておくことは2つだけ。

1 体に負担になるもの、毒になるものをなるべく入れない
2 体にいい栄養素を入れる

「入れる」「入れない」――この2つのルールのうち、**より重要なのは「入れない」ことです。「入れない」だけで、症状が改善してしまう人もたく**

**さんいます。**

まずは、食べたものを消化吸収するところである腸に火種となるものを「入れない」こと。

たとえば、最近は一般の人にも「グルテンフリー」が広く知られるようになりましたが、**パンやうどん、パスタ、ケーキなど小麦に含まれるグルテン（小麦たんぱく質）は、腸の炎症を引き起こす「腸の毒になる食べもの」です。**

そのため、小麦を含む食材をとらないようにする「グルテンフリー」の食事は、副腎が疲れている人にとっても有効です。

ご存じの方も多いと思いますが、体の免疫機能の70％は腸に集中しています。体にいいもの・悪いものを見極めて、体に有害なものは下痢や嘔吐《おうと》として排泄します。

「体の入り口」は、口ではなくて、本当は腸！　だから、副腎ケアも腸から始めるのです。

先に「副腎が弱っている人で、腸にトラブルがない人はいない」と書きました。腸に炎症があれば、それだけ火消しのコルチゾールを消費するので、副腎は疲弊してしまいます。

だから、なるべく腸の粘膜に炎症を起こす食べものを体に入れずに、火を小さくしておくことが大事。そうすれば副腎の仕事は減ってラクになる、腸の吸収力もアップする、で一石二鳥です。

食べものはホルモンの材料ですから、体にいいものが入れば、質のいいホルモンをつくることができる体になっていきます。

治す順番は「腸」の次に「肝臓」。体の解毒作用を担う肝臓の負担を減らすことも大切です。つまり、食生活を見直して、肝臓が忙しくなるような有害物質（毒）をなるべく体内に「入れない」ようにすること。

肝臓に負担をかけるものというとアルコールが真っ先に思い浮かびますが、それだけではありません。食品添加物、薬、化粧品、香水、化学物質、マグロなどに含まれる重金属など、さまざまです。

肝臓の負担が減れば、火種も減っていき、おのずと副腎の仕事も減ります。

不必要なものを「入れない」こと、同時に副腎の働きを補うような栄養素を「入れていく」ことで、より副腎がタフになっていきます。

ステップ 1

# 腸の状態を整える

## ――いつもの食事から小麦と乳製品を減らすだけ

### ●腸を整える4つのR

副腎ケアのスタート地点は「腸」です。

食べものは口から入り、食道、胃を通って腸に移動します。口から肛門までは一本の管のようになっています。そう、まるで口から肛門までは一本のホースのようになっているのです。

腸は体内にある臓器のように思われますが、実は口から入ってきた食べものを消化・吸収するための外界にある臓器です。ですから、腸の粘膜が整っていることは、外界から体を守るためにとても重要です。腸の状態を整えると免疫力がアップするのはそのためです。

副腎のケアには、まず食べものが最初に吸収される腸を整えることが基本。私たちが「副腎疲労外来」で行っている「腸を整える４つのR」をご紹介しましょう。

### ① Remove（取り除く）

体から不要なものを取り除くことです。

副腎ケアでは「入れない」ことが重要。まず、体にとって炎症を起こす火種となる食べものや、自分の体に合わない食べものをとらないことからスタートします。

## ②Replace（代替する、補充する）

腸の状態が悪い人は、腸で分泌される消化酵素が少ない傾向があります。口からいくら食べものを入れても、腸でしっかり消化吸収できなければ意味がありません。

「若いころのように油っこいものや肉が食べられなくなった」「少食になった」という声をよく聞きますが、無理はありません。消化機能が衰えているからです。

ところが、みなさんの食生活をヒアリングしていると、最近は朝食を手軽で日持ちがするパンと牛乳、コーヒーなどで済ましてしまう人が増えています。このような食事は消化酵素を含まないため、さらに消化機能が落ちてしまいます。

そこで、毎日の食事で「消化酵素」を補う必要があります。

たとえば、肉を食べるときに必ず野菜など彩りのいい食材の付け合わせを食べることが大切です。

### ③ Reinoculate（植え付け）

腸内環境（腸内フローラ）を整えるために、ビフィズス菌や乳酸菌、オリゴ糖などを腸に植え付けることです。

乳酸菌というと、ヨーグルトを真っ先に思い浮かべるかもしれませんが、副腎のためには乳製品はおすすめできません（理由は次項で説明します）。

また、お腹には発酵食品がいいからと、みそやしょうゆ、キムチなどの発酵食品を積極的に食べている人がいます。それで調子がよければいいのですが、お腹が張るなど、自分に合わない菌なら無理にとる必要はありません。

乳酸菌のとりすぎには注意してください。とくにご高齢の方に多いのですが、**お腹の具合が悪いと、つい乳酸菌入りの整腸剤を常用してしまいが**

**ちです。しかし、それがたとえいい菌であっても、増えすぎると体のなかで渋滞を起こします。**

口から肛門までは一つのホースだとお伝えしましたが、ホースのなかで渋滞が起きると、どうなるでしょうか。どこかを刺激するとドバッと水が出てきますね。それと同じで、高齢者の方で腸内にフローラがあふれすぎると、逆流性食道炎を起こす場合があるので注意が必要です。若い人に比べて胃酸が減っていますから、よけいリスクが高くなるのです。

## ④ Regenerate（更生させる、よみがえらせる）

腸をよみがえらせ、いい状態を継続していこうという考え方です。いらないものを入れず、消化吸収のいい状態を保つことです。

## ●小麦と乳製品を減らす

**朝食はパン、昼食にラーメンやうどん（あるいは、ピザやパスタ）を食べる――こんな食事パターンを続けていると、確実に副腎は弱っていきます。**

なぜかというと、これら小麦粉を使った食品に含まれるグルテン（小麦たんぱく質）がアレルギーや腸の炎症を引き起こすもとだからです。

腸の炎症を引き起こすグルテンを「入れない」ことで、火種を減らし、副腎の負担を減らすことにつながります。

腸の機能が下がっているときに、グルテンをとると、消化吸収にさらに負担がかかり、副腎を働かせてしまうのです。

グルテンとは、小麦やライ麦などの穀物に含まれているたんぱく質のこと。小麦粉に水を加えてこねるとモチモチしてきますが、このモチモチ成分がグルテンで、パンをふわふわとやわらかくする働きがあります。

グルテンを含む食材には、パンをはじめ、小麦粉からつくられたパスタやうどん、ラーメンなどの麺類、ケーキやクッキー、ドーナツなどの菓子類、シリアル、カレーのルーなどたくさんあります。

これら小麦を使った食品を食べないようにする「グルテンフリー」は、かつて世界ランク1位に上り詰めた男子プロテニスプレーヤーのジョコビッチ選手が実践した食事法として話題を集めました。欧米を中心に健康に関心のある人たちから絶大な支持を受け、近年グルテンフリー食品は日本のスーパーでも手に入るようになりました。

実際、いつもの食事をグルテンフリーに変えただけで、副腎疲労の症状が改善する人も少なくありません。

それは、グルテンが腸にとっては炎症やアレルギーをもたらす〝毒〟だ

## こんな食事を「減らすだけ」で副腎疲労は軽くなる

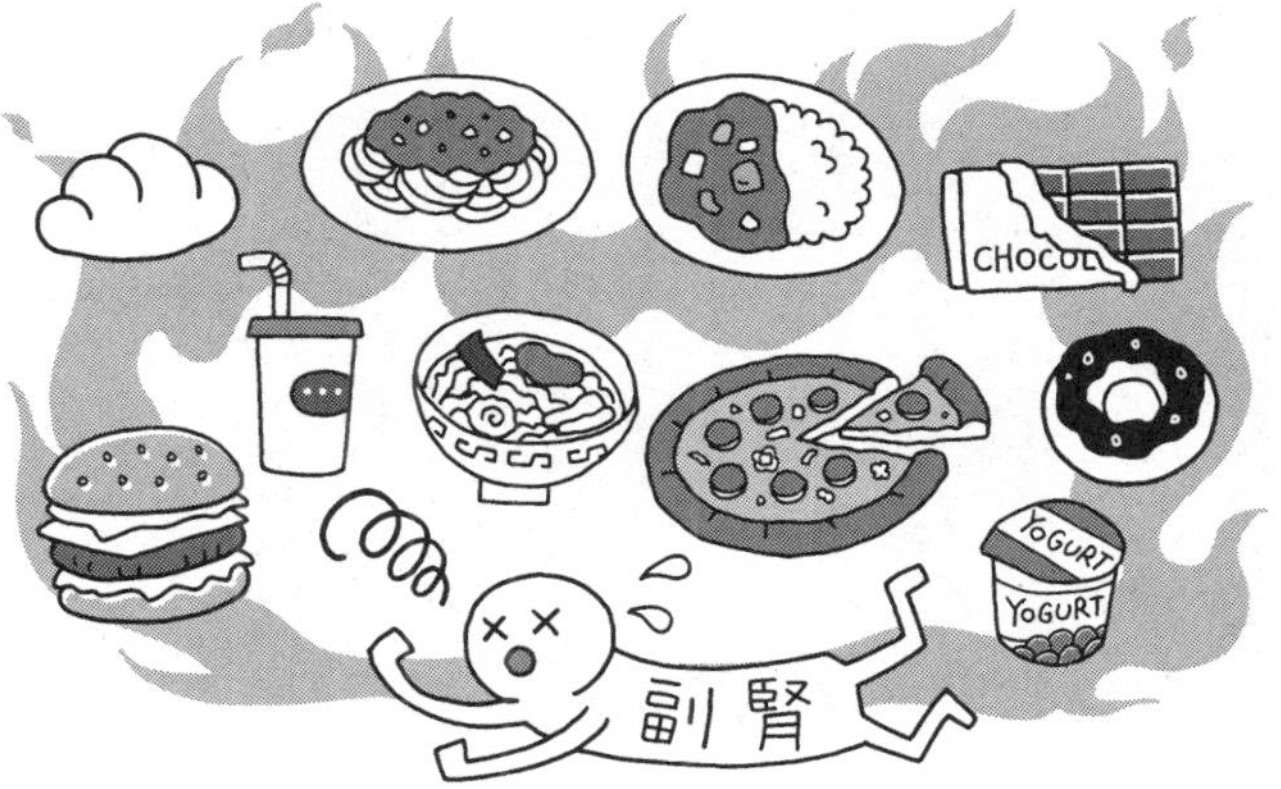


から。もちろん、毒に対する感受性には個人差があります。「私は小麦にアレルギーがないから大丈夫」という人もいるでしょう。

ただ、本人が気づいていないだけで、グルテン過敏症の人は潜在的に多いものです。自覚症状がなく、消化に何も問題がなくても、集中力の低下、慢性疲労、下痢や便秘、肌荒れ、重いPMS（月経前症候群）や生理不順、不妊症、ぜんそくなど、人によってさまざまな症状が出るということは覚えておきましょう。

腸の状態を整えるために、もうひとつ注意したい食品が「乳製品」です。

あなたは、毎日ヨーグルトを食べたり、牛乳、バター、チーズがたっぷり入った料理やお菓子をよく口にしていませんか。

これら乳製品に含まれる「カゼイン」というたんぱく質も、腸や副腎にとって有害なもの。アレルギーの原因になり、花粉症やめまい、アトピー性皮膚炎や下痢、便秘などを引き起こす危険性があります。

とくに日本人は、遺伝的に乳糖（ラクトース）を分解する能力が低い「乳糖不耐症」が多いといわれています。牛乳を飲むと、お腹がゴロゴロして下痢を起こすというのが典型的な症状ですが、乳糖不耐症だからといって、必ずしも症状が表れるわけではありません。自分がそうだとは気づかない人がほとんどなのです。

だからこそ、「私は牛乳飲んでも平気だし」「牛乳大好きだし」と思っている人こそ要注意。

カゼインには、「カソモルフィン」といって、麻薬のような強い中毒作用があるため、食べ続けるともっと食べたくなる傾向があります。しかも困ったことに、患者さんのなかでも毎日、中毒のように牛乳を飲みたがる人、ヨーグルトやチーズ好きほど体内に問題を抱えているケースが多いのです。

**ためしに2週間やめてみると、体調がよくなったことに気づくのでわかります。**

これは、小麦粉のグルテンも同じです。グルテンにもカゼイン同様に中毒性があるため、パンや麺類はやめられない、止まらないのです。

クリニックでも、グルテンフリー、カゼインフリーについてお話しすると、まず開口一番、「食べるものがなくなってしまいます」「それでは死んでしまいます」と訴えられます。

でも、実は日本人こそグルテンフリーとカゼインフリーは実践しやすいのです。

**パン食ではなく、なるべく米食にする。乳製品は豆乳製品に代用する。**便秘にいい**乳酸菌はヨーグルトからではなく、みそや漬物などの植物性食品からとる。カルシウムは牛乳からではなく、小魚から……。**

そうです！　和食を食べていれば間違いありません。パンやパスタ、ピザが大好きな欧米人は大変苦労しています。

実際、最初はとまどっていた患者さんも、1カ月ほどたつと、お腹の調子がよくなり、胃も強くなるのか、肉が食べられなかった人でも食べられるようになります。

また、意外なところでは集中力がアップしたり、貧血が改善する方もいます。それだけ、グルテンとカゼインが目に見えない炎症を起こしていたのでしょう。

イメージ的には若い世代より中高年世代のほうが和食を好みそうですが、食生活を調べると、朝食をパンと牛乳、ヨーグルト、シリアルなどで済ませる高齢世帯が増えています。年をとるほど朝食づくりが面倒になり、ご飯とおみそ汁をつくるより、日持ちのするパンとコーヒーにしたほうがカンタンなのかもしれません。

## ●炭水化物のとりすぎで、腸にカビが生えてくる!?

「腸内にカビが生える!?」と聞いても、にわかには信じられないかもしれません。

でも、本当です。腸内環境の悪い人は、「カンジダ」と呼ばれるカビの一種が腸に繁殖するのです。

カンジダは常在菌ですから、腸内細菌のバランスがいいときには悪さをしません。女性の場合、カンジダ膣炎《ちつえん》なら知っている人もいるでしょう。カンジダ膣炎は、風邪をひいたときや疲れたときなど、免疫力が落ちたときに起きやすい感染症です。

食事のあとに、そんなに食べていないのにお腹がぽっこりと張る人はいませんか。そんな人は、カンジダがお腹のなかで発酵してガスが発生している可能性が高いでしょう。

また、ボツボツとした湿疹が治らない人、スイーツが好きでやめられない人も同様です。カンジダは、甘いものが大好物なのです。

また、便のにおいが臭い人、おならが臭い人も、カンジダが悪さをして、腸内細菌の悪玉菌が発酵している可能性が高いといえます。

このような状態のとき、言葉は悪いですが、私たちは「お腹が腐っている」といっています。腸のなかで生ごみが腐ってにおいを発しているのと同じです。ですから、お腹の状態がよくなると、便もおならもにおわなくなります。

腸にカンジダが発生していると腸の吸収力が落ちるため、最も吸収しにくいたんぱく質（アミノ酸）の吸収が悪くなります。一方、炭水化物や脂質は吸収しやすいため、お腹まわりが太ってきます。カンジダをなくすだけで、腸の吸収力がアップして、体の調子がよくなります。

では、カンジダを退治するにはどうすればいいのでしょうか。

答えは簡単。お腹のなかに飼っているカンジダにエサを与えないことです。**甘いスイーツや炭水化物（糖質）はカンジダのエサ！**　これらを与えず、兵糧《ひょうろう》攻めにしてしまえば増殖を防げます。

あなたは菓子パンやチョコレート、ジュース、清涼飲料水などをよく口にしていませんか。ランチにうどんやラーメンを食べていませんか。

知らず知らずのうちに、腸内のカビを増やし、腸の粘膜を傷つけてしまっています。

ブームになって久しい**「糖質カット」や「糖質制限」する食習慣は、カンジダにエサをやらないという意味でも有効です。**

先ほどの「グルテンフリー」でも、自然にカビ退治をしています。

ただ、甘いお菓子は、少なめにするとか、食べる回数を減らすとか、特別なときのお楽しみにしてみてください。

白米のご飯は毎食食べるのは避けて、食事の最後に適量とるようにしてみてください。

ちなみに、認知症の人に便秘があるケースが非常に多いのも、腸内環境や腸の炎症と無関係ではないでしょう。

また、口内炎や口角炎、唇が荒れがちな人が増えていますが、薬を塗っても治りが悪い人は、カンジダを疑ったほうがいいかもしれません。

たとえ口の炎症であっても、火種は腸にあることがあります。腸の粘膜を強くするにはビタミンB群が必須。食生活では、カンジダのエサ・炭水化物（糖質）を減らすとともに、ビタミンB群をとるようにすることをおすすめします。

## ●腸壁の免疫バリアを壊す犯人とは

前項で紹介したカンジダが引き起こす腸の状態のひとつが「リーキーガット症候群（腸もれ症候群）」。腸の粘膜の炎症が進んで損傷が起きると、腸管壁に穴があいて、その名の通り腸もれを起こすのです。

腸に穴があくとは、いったいどういうことでしょうか。

健康な腸の粘膜では、たとえ体にとって悪いものが入ってきても、粘膜でブロックし（腸管粘膜免疫と呼ばれています）、必要なものだけ吸収することができます。

ところが、腸の粘膜が傷つき薄くなっていると、腸粘膜のバリア機能が低下し、カンジダの攻撃を受けやすくなります。

しかも侵入してきたカンジダ（敵）を攻撃しようとして自分の細胞をも傷つけてしまって、〝すき間〟ができます。ちょうど、敵を捕まえる網の目が粗くなるようなイメージです。

すると、体にいいものも悪いものも素通り状態。本来吸収されない細菌や有害物質、未消化のたんぱく質などが腸壁を簡単に通り抜けてしまうのです。

この腸壁がボロボロの状態がリーキーガット。いわば腸の免疫バリアが壊された状態なので、腸のトラブルはもちろん、食物アレルギーやアトピー性皮膚炎、ぜんそくなど、さまざまな免疫系の病や疾患の〝発症源〟です。

これらの炎症を抑えるのに大量のコルチゾールが使われるので、当然副腎にも大きなダメージを与えます。

では、リーキーガットの予防・対策には何を、どうすればいいのでしょうか。

腸の粘膜を傷つけて腸壁をボロボロにする原因は、カンジダのほかにもいろいろありますが、まずは腸壁をきれいにして腸粘膜を強くすること。そのためには、**炭水化物（糖質）をなるべくとらないようにしてカンジダ菌を増やさない、腸の炎症の原因になるグルテン、カゼインを避ける**ことが大切です。

腸の状態を改善するために、よくいわれるのが「乳酸菌」「ビフィズス菌」をとることですが、すでにカンジダが棲みついて、炎症が起きている腸にいくらいい菌をプラスして「入れて」も、大きな効果は期待できません。

箱のなかに腐ったみかんが1個あると、新しいみかんもどんどん腐っていきますね。それと同じで、まずは悪いものを取り除いてきれいな状態にすることが先。いいものを「入れる」のはその後です。

まずは腸壁をきれいにするおそうじから。**足し算ではなく引き算のケアから始めてください。**

## ●腸の粘膜を修復する油のとり方

「腸の粘膜を強くするには、何を食べればいいですか?」

そんな質問をよく受けます。

リーキーガットの治療で外せないのは、ずばり魚油(フィッシュオイル)です。

サバ、サンマ、サケ、イワシなどの脂肪分の多い魚に含まれ、DHA(ドコサヘキサエン酸）やEPA（エイコサペンタエン酸）などのオメガ3《スリー》系の不飽和脂肪酸を多く含んでいて、抗炎症作用がとても強いものです。

魚油以外にも、亜麻仁油《あまにゆ》やシソ油、エゴマ油などのオメガ3系の不飽和脂肪酸の油やオリーブオイル、飽和脂肪酸でもココナッツオイルなど、良質な油をとることはとても効果的です。

ただし、オメガ3系の油は熱に弱く酸化しやすいため、加熱せずにサラダのドレッシングなどに使うといいでしょう。

腸のなかで悪玉菌やカンジダは、まるでお風呂に置きっぱなしのシャンプーボトルの底がヌルヌルしてしまうような状態で粘膜にくっついています。あくまで仮説ですが、魚油は、このヌルヌルをはがすような役割を果たしているのではないでしょうか。

ちなみに、わが家でもドレッシングはオリーブオイルで手作りしています。手作りなので添加物や糖分も入ってなくて安心ですし、シンプルな味で飽きずに食べられます。

また、市販のカレールーには小麦粉が含まれていますが、わが家では小麦粉を使わないインドカレーをよくつくります。

そのときに使うのがターメリックというスパイスです。ターメリックに含まれる成分のクルクミンには腸の炎症を改善する作用があります。さらに生姜《しょうが》やにんにくなどの香味野菜にも、カンジダなどのカビを減らす作用があるので、このようなものを食事に取り入れるのもおすすめです。

## ●腸の細胞を再生させる「亜鉛」のとり方

あさり、はまぐり、牡蠣《かき》などの魚介類には亜鉛が豊富に含まれています。

亜鉛は人間の約2万個ある遺伝子のうちの1%、200個の遺伝子に補酵素（酵素を働かせる作用）として働き、たんぱく質の合成や免疫機能の維持、ホルモンの分泌に必要なミネラルです。

上皮細胞の再生や新陳代謝には欠かすことのできない栄養素なので、亜鉛不足になると炎症や傷の治りが遅れることがあります。

亜鉛の効果は昔からよく知られていて、湿疹ややけどの塗り薬としても使われてきました。水疱瘡《みずぼうそう》のお子さんに、白い外用薬が処方されることがありますが、これも亜鉛華軟膏《あえんかなんこう》といって、亜鉛が含まれています。

口から腸、肛門までは一本のホースだと考えると、ホースの内側は、体のなかにあるように見えて体の外側。腸の粘膜も上皮であり、皮膚の一部といえます。

ですから、まるで亜鉛華軟膏を皮膚に塗ると水疱瘡の炎症が治まるように、亜鉛をとることで炎症を起こした腸の再生が期待できるのです。

昔から魚介類を多くとってきた日本人には亜鉛不足は少なかったのですが、最近の食生活では亜鉛が不足している人が増えてきています。

亜鉛欠乏は爪を見れば、ひと目でわかります。爪に白い斑点がある人は亜鉛が不足している可能性があるので、意識してとるようにしましょう。

亜鉛の場合は、食事だけでなくサプリメントで補ってもいいでしょう。亜鉛は金属なので保存しやすく、比較的安価です。

余談になりますが、私たちが最初に出会ったサプリメントは「亜鉛」でした。

今から20年以上前、まだ日本ではアトピー性皮膚炎に対する亜鉛の効果が知られていないころのことです。

副腎疲労に苦しんでいた夫の龍介は、アトピー性皮膚炎がずっと治りませんでした。そこでたくさんの論文と資料を読んで「亜鉛の効果」を知り、ためしてみることにしました。アメリカでは亜鉛キャンディもたくさん売られていて、子どもの免疫力を高めるためになめさせることもあるといいます。

それまでサプリメントをとることはなかったのですが、効果てきめんで症状は半減。初めてサプリメントの効果を実感したできごとでした。

それ以来、夫は「亜鉛」にとても感謝しています。私たちの医療法人の名前は「あえん会」、飼っている犬の名前を「ジンク（英語で「亜鉛」の意味）」にするほどに、亜鉛への思い入れがとても深いのです。

## ステップ2　肝臓の負担を減らす

### ――毒素を入れない食事＆デトックス食材で解毒機能アップ

### ●肝臓の解毒機能を上げて「出せる体」になる

「腸」を整えたら、次のステップは、「肝臓」です。

なぜ、次は肝臓かというと、私たちの本当の「体の入り口」が腸だとしたら、「体の出口」は肝臓だからです。

そういわれてもピンとこないかもしれませんね。なにせ、私たちは普段の生活で肝臓を意識することはあまりありません。せいぜいお酒を飲みすぎたら肝臓に悪いな、明日は「休肝日」にしよう、と思うぐらいでしょう。

肝臓は実は500以上の仕事をこなしています。なかでも主な働きは、①代謝、②エネルギーの貯蔵、③解毒の3つです。

腸で吸収された栄養は、そのままの形で使われることはありません。肝臓の代謝によってエネルギー源となるブドウ糖はグリコーゲンの形で備蓄されます。余ったグリコーゲンは中性脂肪となり、蓄積しすぎると「脂肪肝」になる、ということはみなさんもご存じではないでしょうか。

肝臓が「体の出口」というのは、3つめの解毒機能からです。体の毒を「出す」ところが肝臓なのです。

体内のデトックス（解毒）工場であり、体に有害な物質を分解して無毒化し、尿や胆汁を通じて体外に排出しているのです。

第2ステップでは、この肝臓の解毒機能をアップし、「毒を出せる体」にすることで、副腎の仕事を減らしていきます。

**今、現代人の体は、解毒しなくてはならないものが多すぎて肝臓の負担が増えています。** 解毒しきれない毒素は体内にまき散らされ、さまざまなところに炎症を起こします。その炎症を抑えるのにコルチゾールが浪費され、副腎を疲れさせてしまいます。

私たちが気づかないうちに体内に入れている有害物質というのは、お酒などのアルコールだけではありません。

コーヒーに含まれるカフェインや食品添加物、整髪剤や化粧品、殺虫剤、消臭剤、ドライクリーニングなどの化学物質、大気汚染、マグロなど大型魚に含まれる重金属などなど。当然のことながら、病気を治すために飲んでいる薬さえ、体にとっては「有害物質」なのです。
昔の暮らしと比べるまでもなく、現代では普通に生活しているだけで解毒するものだらけ。それらすべてを肝臓が一手に引き受けて解毒しなければなりません。

肝臓のデトックス（解毒）工場では、次から次へと毒素が運ばれ、解毒するもので常に大渋滞。肝臓の負担は増えていくばかりです。

気づいていないかもしれませんが、お酒をまったく飲まない人でも、肝臓は疲れているのです。

日本の医療では、肝臓というとB型肝炎やC型肝炎といったウイルス性の病気は注目されますが、この解毒機能低下からくる病気については注目されることがありません。

ですから、「私はお酒に強いから肝臓も強い」「健康診断で肝機能の数値に問題ないから大丈夫」と安心している人、ちょっと待ってください。病名を診断されてなくても、数値が正常値の範囲内であっても、肝臓は疲れきっているはずです。

## ●肝臓が渋滞すると、体中に毒素がまき散らされる

肝臓は、一日24時間、一年365日、休むことなく働いています。デトックス（解毒）工場はいつもフル稼働の状態です。

ところが、先ほど挙げたような有毒物質だらけの現代の環境では、体にたまりにたまった毒が渋滞を起こして解毒しきれなくなり、その毒素は体内にまき散らされていきます。

そして体内にまき散らされた毒素は、あちこちで火事（炎症）を起こし

ます。必然的に火消しのためにコルチゾールが分泌されるため、副腎の負担も増えて副腎も疲れさせてしまうのです。

ここで、肝臓の解毒経路について説明しておきましょう。

肝臓の解毒経路には2段階あります。

まず1段階目の「フェイズ1」では、シトクロムP450と呼ばれる代謝酵素で脂溶性の毒を化学分解しています。

毒の多くは脂溶性です。この酵素の働きは遺伝的に決まっていて、その代表的なものがアルコールを分解する代謝酵素。人によって「アルコールに強い人、弱い人」がいるのも、遺伝的なものなのです。

ちなみに、アルコールに強いからといって、肝臓が強いわけではありません。アルコールに強い人は、シトクロムP450と呼ばれるたくさんの酵素のなかのひとつ、アルコールを分解する代謝酵素が強いというだけなのです。

2段階目の「フェイズ2」では、脂溶性の毒を水溶性に変換して尿や胆汁に流す作業をしています。つまり、毒を水に溶けやすくなるようにコーティングし、腎臓や胆嚢《たんのう》などに流して尿や便として排出しやすいようにする過程が2段階目になります。

一般に、年を重ねるほど薬の量が増えていくものですが、薬も、この解毒経路を通って体外に出ていきます。

薬は、体内で体の不調を解消したあと、すぐに消え去ってくれるわけではありません。解毒される過程で、薬の副作用が出ることもあります。

薬の副作用が起こるのは、体の毒素の量が多すぎて肝臓で大渋滞を起こしていることも理由のひとつ。肝臓で毒素が停滞してしまい、毒素がしっかり排出できないからなのです。

なお、最近、乳がんが増えているのは、自分のホルモンであるにもかかわらず、ホルモン自身が代謝産物の代謝産物が悪さをしているからではないかということがわかってきています。

もともと肝臓が弱い人はより一層のケアが必要なのですが、現状、肝臓に流れてくる毒素が多すぎてあふれかえってしまい、対処できない状態になっているのです。

肝臓が処理できる能力は限られていますから、肝臓が抱えている荷物は「積載オーバー」。まるでトラックに載せた荷物があふれかえっている状態です。

載せきれない荷物はやがてボタボタと道路に落ちていき、体内で炎症を起こします。その炎症は自分のウィークポイント――人によっては脳であったり各臓器であったりそれぞれです――もともと弱いところに出てきます。副腎疲労があると、小さな火種でも大火事、大病になる危険がありますから要注意です。

そして知っておいてほしいのが、トラックの大きさは個人差が非常に大きいということ。トラックにたくさん荷物を詰めるという本当の意味で肝臓が強い人もいれば、少しの量であふれてしまう人もいます。

肝臓をしっかり働かせて毒素を残さなければ、副腎の負担も減って副腎を疲れさせないことにつながります。

## ●体内に「毒を入れない」引き算のケアを

副腎のためには、「積載オーバー」状態の肝臓の積み荷を減らすこと。つまり、体のなかになるべく毒素を「入れない」ことです。

肝臓に元気に働いてもらうためには、何か体にいいものを「入れて」肝臓を強くするよりも、毒素を「入れない」ように心がけることだと知っておいてください。

さあ、腸と同じように、肝臓も引き算のケアをしていきましょう。

まず、最も避けてもらいたいのが、食べものや薬など口から入るものです。食品添加物を食べるな、とは申しませんが、買い物をするときは「食品表示」に注意してください。小さな子どもでも「ラベルを見て、カタカナが少ないものを選んでね」と教えればわかります。

**難しく考える必要はありません。加工されたものほど添加物が加えられていますから、なるべく加工食品ではなく素材そのものを食べることを心がければいいのです。**

ハム・ベーコン・ソーセージより肉を選ぶ。すぐ食べられる調理済み食品ではなく素材を買って手作りする。合成甘味料を使用したカロリーゼロ飲料を買うぐらいなら果汁100％ジュースを買う……。いかがですか。今日からでも簡単に実践できます。

魚も加工食品より、生の魚を買ってきて調理したほうが安心ですが、マグロなどの大型の魚は避けたほうが無難です。

食物連鎖で、小さな魚は中型の魚が食べ、その魚を大型魚が食べます。その過程で、最初は海中にごく微量に含まれていた水銀の濃度が高くなり、海で生きている時間の長い大型の魚にはたくさんの水銀(重金属)がたまってしまうのです。

これまた実践は難しいことではありません。副腎疲労の患者さんには、**「まな板に乗るサイズの魚ならＯＫ」**と説明をしています。

イワシ、サバ、アジ、サンマ、アユやニジマス、サーモン（サーモンは大きくてまな板にのらない！　という意見もありますが、生存期間が短いため、よしとしています）などはＯＫ！　エビやカニ、サーモンには抗酸化作用のあるアスタキサンチンも含まれているのでおすすめです。

誤解のないようにつけ加えますと、**大型の魚を「食べてはいけない」のではありません。要は、とりすぎが問題なのです。**重度の副腎疲労患者さんは別ですが、毎日の食生活でよく食べる習慣のある人は、食べる回数を減らしてみてください。

前にもふれたように、薬の飲みすぎもよくありません。ほとんどの薬が脂溶性なので、常用している薬の数や種類が多ければ多いほど解毒の過程で負担がかかります。少しずつでもいいので薬の量を減らしていけるライフスタイルを心がけるといいでしょう。

## ●こんな「シンプルな暮らし」が毒を遠ざける

食べもの以外にも、〝毒素〟は私たちの生活にあふれています。見回せば、殺虫剤や芳香剤、香水、化粧品、消臭剤、整髪剤、カラーリング剤、ホルムアルデヒド、排ガスなど、化学物質はたくさんあります。

ここでいう化学物質というのは、要は自然界に存在しないもののこと。

昔の生活にはなかったもの、自然ではないものが、自然の一部である私たちの体の毒なんだ、と考えてみるとわかるのではないでしょうか。

副腎疲労外来の患者さんのなかには、家の壁紙や家具に含まれるホルムアルデヒドに過敏に反応して具合が悪くなる人、除菌消臭スプレーで体調が悪くなる人などがいます。

ここでも、副腎ケアのために、いろいろ難しく考える必要はありません。生活をシンプルにすることで解決できます。

たとえば、部屋のにおいは、消臭剤を使わずに、部屋の窓を開けて換気をすればいいのです。布団は抗菌スプレーを使わずに、晴れた日に日干しをすればいいのです。

ふだん口に入れているハミガキ粉にも、発泡剤、研磨剤、防腐剤、香料など、たくさんの化学物質が含まれています。これらが口のなかの粘膜(口腔粘膜）にふれただけで過敏に反応して具合が悪くなる人もいます。そんな人は、歯磨き粉を使うのをやめて、塩で磨いたり、ハブラシのみで磨いてもかまいません。

皮膚から吸収される化学物質あります。たとえばシャンプーや整髪剤が頭皮の毛穴から吸収されて、脂漏性湿疹になっている人もいます。

髪のコーティング剤が含まれていない「ノンシリコンシャンプー」が〝自然派〟シャンプーとして人気ですが、むしろ、注意すべきなのは、防腐剤のパラペンです。使っているシャンプーが「パラペンフリー」かどうかを意識したほうがいいでしょう。

洗濯洗剤や柔軟剤、ドライクリーニングなどに含まれる化学物質も、直接肌にふれる衣類を通して体に悪影響を及ぼすことがあります。肌につける化粧品やハンドクリームも同じです。

ドライクリーニングは、水の代わりに「有機溶剤」を使って汚れを落とします。あのクリーニング後についてくるイヤなにおい成分に有害性があります。

そこで、クリーニングに出したら、必ず衣類を覆っているビニールを取り、風通しをよくすることを習慣にしてください。においはしなくなりますし、有害物質の体内への侵入を防ぐことができます。

もともと副腎がタフではなく、副腎疲労がひどかった夫は、今でも香りがきつい柔軟剤や消臭剤を使うと、疲労感が出てしまいます。このような人は、身の回りの日用品を一度シンプルなものに替えて様子を見るといいでしょう。

また、歯の詰め物やかぶせ物に使われている金属にも要注意です。

患者さんのなかには、歯の詰め物を除去するだけで副腎疲労が改善してしまった人もいます。歯に詰め物をする場合は、セラミック製にしてもらうか、レジンというプラスチックを検討してみてください。

いろいろと細かく紹介しましたが、ここで挙げたすべてのものがあなたの体に悪影響を及ぼすわけではありませんし、絶対やめなければならないものではありません。

副腎が疲れてしまう人は、性格がまじめな人が多いものですが、完璧を目指そうとして気にしすぎると、かえってそれがストレスになり、よけいに疲れてしまいます。

ただ、肝臓の負担を減らすために、体内に解毒しなければならないものを入れすぎないように意識を傾けることが大切なのです。

## ●お風呂の時間は、最高のデトックスタイム

体内に毒素を入れないと同時に、毒素を排出する手助けをすることで、肝臓の負担を減らすことができます。

ひとつの方法として、汗をしっかりかくことです。

最近は汗をかくことを嫌がる人が増えていますが、汗は体のデトックスです。

サウナ好きの人は、無意識に毒素を出そうとしているのかもしれません。脱水症状さえ気をつければ、肝臓にいい習慣といえるでしょう。

ちなみに、重金属や化学物質は便や尿として排出できますが、有機溶剤(香水やホルムアルデヒドなど)は、汗からしか出せません。

また、お風呂に入浴剤代わりに重曹を入れると発汗作用があり、美肌効果まで得られます。

重曹のほかにおすすめしているのが、「エプソムソルト」。「ソルト」という名前はついていますが塩ではなく、硫酸マグネシウムです。

このエプソムソルトは、欧米人が300年ほど前からやっている解毒の習慣で、長年入浴剤として使われています。発汗しやすいだけでなく、マグネシウムを吸収すると神経的に落ち着いたり、体が温まり、夜に寝つけない人にも効果的です。

塩化ナトリウムと違って風呂釜を傷めず、サビることもなく、追い炊きもできます。大きな薬局やインターネット通販などで、比較的安価に購入ができます。

面倒だからとシャワーで済ませたり、入ったとしてもカラスの行水《ぎょうずい》になっていませんか。湯船にしっかり肩までつかると苦しくなる人は半身浴でもかまいませんから、お風呂の時間を有効な「毒素排出タイム」に使ってください。

また、汗といえば、汗のにおいや体臭にアンモニア臭がすることに悩んでいる人が大勢います。鼻につんとくるようなおしっこのようなにおいです。

アンモニアも毒素のひとつ。海外のある検査では、高齢者にアンモニア臭が高い人が多いといいます。病気ではなくても、体調が悪い場合はアンモニア臭が高くなることがあります。

これは、体がアンモニアという毒素を汗や尿として排出しているサインですが、このままにしてはいけません。肝臓の負担を減らすには、体のなかにアンモニアを増やさないことが大切です。

毒素のひとつであるアンモニアが多くなると、肝臓が解毒に大忙しになるからです。

アンモニアの元をたどっていくと、「腸」に行きつきます。

腸の状態が悪くなり、悪玉菌が増えて腐敗が進むと、有害物質であるアンモニアを発生させます。アンモニアは、腸管から吸収されると全身を駆け巡り、肝臓にも影響を及ぼします。

だから、副腎疲労のケアは「腸を整える」→「肝臓の負担を減らす」というステップを踏んでいるわけです。

腸内にアンモニアが発生して肝臓に送られてきても、肝臓の解毒機能がしっかり働けば、腎臓を通して尿として排出されます。

ところが、肝臓の負担が大きくて解毒しきれずに残ったアンモニアは、なんと脳の中枢神経にまで影響を与えます。

もの忘れがひどくなったり、爆発的な怒りやすくなったり、ひどい場合は意識障害や昏睡状態に陥ることもあります。肝硬変の患者さんが意識障害を起こすのは、体内に増えたアンモニアのためだったのです。

## ●解毒効果の高い食べもの・飲みもの

最後に、肝臓の解毒機能をアップするデトックス（解毒）効果の高い食材をご紹介しましょう。

**おすすめは、レモンやスイカです。小松菜やブロッコリーなどの緑黄色野菜も抗酸化物質を含み、肝臓をいたわってくれます。**

また、**水分をたくさんとることで、デトックスを促すことができます。**

理想の水分摂取量は一日1・5～2リットルです。これは食事からとる水分量を含まず、純粋に飲みものから摂取する量です。良質なミネラルウォーターのほか、ハーブティーや番茶、レモン水などにすると効果的です。

**コーヒーやアルコールなどの飲みものは、かえって肝臓に負担をかけます。**

朝食後にコーヒー、昼食後にコーヒー、仕事のひとやすみにコーヒー……と、一日に何杯もコーヒーを飲む習慣がある人は気をつけてください。

年をとると水分摂取量が減る傾向にありますが、それに加えてコーヒーをよく飲む習慣があると、さらに体のなかの水分摂取量が減ってしまうからです。

コーヒーは利尿作用があるため、1杯飲んだら、その倍くらいの水分が必要です。さらにカフェインは肝臓に負担をかけるので、アルコール同様、控えめに。

「水分をとりすぎるとむくむのでは」という質問を受けることがありますが、心配ありません。

むくんでしまうのは水分をとりすぎたからではなく、水分の代謝が悪いのが理由です。座ったまま動かない人、運動不足の人、女性ホルモンのバランスが悪い人がむくみやすいのはそのためです。

そのほか、日本には、昔から解毒食材として知られている食べものがたくさんあります。

**にんにくや生姜、しそ、ねぎ、みょうがなどの薬味は、味はもちろんの**

**こと肝臓のためにもいいのです。**料理に使わない手はありません。

また、**ローズマリー、オレガノ、コリアンダー、ターメリック（クルクミン）、シナモン、パセリ、ミント、バジル、パクチー、玉ねぎなど、ハーブやスパイスとして料理に使われているものも毒出し食材としておすすめです。**

## ステップ3　内分泌系を元気にする
### ——不足しがちなビタミンB群、たんぱく質、亜鉛

### ●9割が間違えているビタミンB群のとり方

3ステップ目でやっと副腎をサポートする内分泌系のケアに移ります。

内分泌器とはホルモンを分泌する器官ですが、副腎が疲れている人に圧倒的に「不足しているベースの栄養素」はビタミンB群です。

というのも、副腎がストレスや炎症（火事）に対抗するコルチゾールなどのホルモンを生産する過程で、ビタミンB群が大量に消費されるから。ビタミンB群は体のあちこちで必要とされる栄養素なので、副腎疲労があると、あっという間に枯渇してしまうのです。

なおかつ、もともと副腎が強くなく疲れやすい人は、ビタミンB群を吸収しにくい傾向がありますので、ビタミンB群が含まれる食べものを毎食こまめに食べるように心がけましょう。

ちなみに肝臓を代謝するときにも大量のビタミンB群が必要とされますから、ビタミンB群が足りていないと、肝臓の解毒機能まで弱めてしまうのです。

ビタミンB群といえば、一般に誤解されていることがあります。

広告やコマーシャルで「肌荒れに効くビタミン$B_2$配合!」「疲労回復にはビタミン$B_1$がいい」などと聞くと、個別に摂取すればいいと思いがちですね。

ビタミンB群にはビタミン$B_1$（チアミン）、ビタミン$B_2$（リボフラビン）、ナイアシン（ビタミン$B_3$）、ビタミン$B_5$（パントテン酸）、ビタミン$B_6$（ピリドキシン）、ビタミン$B_{12}$（コバラミン）、葉酸、ビオチンの8種類がありますが、それぞれが相互に作用しています。

**どれか一つをピンポイントでとるよりも、「ビタミンB群」全体でとらないと、体内で作用してくれません。**

もちろん、腸内環境がいい人は、腸内でビタミンB群を自ら生産することができます。でも、副腎が疲れている人の多くは腸内環境が悪いため、ビタミンB群を自分で生み出すことができないのです。

「副腎外来」の臨床例でも、ビタミンB群を補給したとたんに調子がよくなるケースがたくさんあります。

ビタミンB群をとるときは、「食べる順番」に気をつけてください。エネルギーの代謝に使われる栄養素なので、たんぱく質や糖質などエネルギーの元になる食べものを食べてからビタミンB群をとらないと役に立ちません。

**空腹でビタミンB群だけとっても意味がないのです。**

ビタミンBが多く含まれている食べものは、全粒の穀物、豚肉、みそ、レバー、卵など。

このなかで吸収がいいおすすめ食材は豚肉です。

肉を食べると胃がもたれてたくさん食べられないという人は、ひき肉から食べてみるのも一つの手。

まずはカレーならキーマカレーにしてみたり、肉団子、ハンバーグ、肉みそ、そぼろなどを試してみてはいかがでしょうか。

## ●インスタント食品の食べすぎで亜鉛不足に!

次に補いたい栄養素は、亜鉛です。

ステップ❶の腸のところにも出てきたように、腸の上皮を再生させる働きがあります。新陳代謝をよくし、免疫力をアップさせてくれるだけでなく、たんぱく質やDNAの合成にも関わっています。

また、亜鉛はデトックスミネラルとも呼ばれるように、有害物質の毒性を抑え、排泄させるデトックス効果もあります。

亜鉛が不足すると、味覚障害も招きます。

亜鉛不足では、舌にある味蕾《みらい》という味を感知する器官が味に過敏に反応したり、逆に味に鈍感になりすぎてしまいます。なかには、食品を口に入れると砂を噛んでいるように感じる人もいます。急に食べものの好き嫌いが激しくなったら亜鉛不足のサインかもしれません。

亜鉛は食品を加工する過程で失われてしまうので、インスタント食品やレトルト食品などをよく食べている人は注意が必要です。

亜鉛が多く含まれている食材は、牡蠣《かき》のほか、煮干し、高野豆腐《こうやどうふ》、うなぎ、卵黄、牛肉、そばなどです。

## ●たんぱく質を「魚」でとると一石二鳥

体の土台をつくる栄養素の基本中の基本がたんぱく質です。髪や皮膚、爪、筋肉など人間の体の組織をつくり、細胞が生まれ変わる新陳代謝に欠かせません。

副腎の疲労を回復させ、健康を保つためには最も大切なものですから、毎食こまめに食べる必要があります。

朝食に焼き鮭をつけるなど、朝からたんぱく質をとるのがおすすめです。

というのも、副腎が疲れている人は、明け方から午前中に分泌されるはずのコルチゾールが不足しており、血糖値が上がりにくくなっています。

そのため、朝になっても起きられない、午前中ずっとボーッとしている、という人が多いからです。

肉、魚、大豆製品などのたんぱく質は、血糖値をゆるやかに上昇させるため、血糖値が安定しやすくなります。

しかも、たんぱく質は腹もちがいいため、毎食しっかりとると無駄な間食をせずに済むので、ダイエットにもなりますよ。

一方、朝食はコーヒーとトーストという人は要注意です。

パンなどの糖質（炭水化物）が血糖値を急激に上げるだけでなく、コーヒーに含まれるカフェインで副腎を刺激して、コルチゾールを過剰に分泌します。

疲れた副腎に鞭《むち》打って、「もっとコルチゾールを出して体を目覚めさせろ！」と無理やり働かせることになるため、副腎はよけいに疲れてしまうのです。**コーヒーとパンの食事をやめただけでも体調がよくなる人もいます。**

最近は〝コンビニカフェ〟が人気で、朝から列をなしてコーヒーと一緒にドーナツなどを買っている人たちの姿をよく見かけます。

ご存じのように、コーヒーはカフェイン、甘いパンは小麦（グルテン）と砂糖！　このような食事は短時間で血糖値を上げ、コルチゾールを上げるため、朝から集中力を発揮できるように錯覚しますが、反動も大きいものです。朝から副腎に鞭打っていることになってしまいます。

また、**たんぱく質を魚でとると、オメガ3系の油を摂取できて一石二鳥。**

ステップ❶の腸の項でも紹介したように、魚油などに含まれるオメガ3系油は「副腎にいい油」です。

油は太る、コレステロールを上げると、敬遠する向きもありますが、そもそも脂肪の一種であるコレステロールはホルモンの材料。脂質をとらなければ、コルチゾールなどのホルモンを生産することができません。

コレステロールは悪者にされがちですが、低コレステロールの女性ほど更年期の症状が重くなるなど、今ではコレステロールが低いことの弊害のほうが問題になっています。

そして**脂質が太るのは「悪い油」をとりすぎた場合。大切なのは魚油などの「いい油」をきちんととることです。**

こう考えてみると、理想の朝食は和食に行きつきます。

焼き魚（たんぱく質と魚油）と、納豆（たんぱく質）、具だくさんのおみそ汁とお漬物（食物繊維に加え、発酵食品による乳酸菌）、少量のご飯……。このような昔ながらの和朝食が、実は副腎にとってやさしい究極のメニューだったのです。

朝からたくさん食べられないという人は、食べられる分だけでかまいません。明日から、まずは朝食のメニューをちょっと変えてみませんか。

## ●副腎を休ませる朝・晩の習慣

第1章で、コルチゾールと睡眠ホルモン・メラトニンは太陽と月の関係にあるため、生活にオンとオフのメリハリをつけることが大切だというお話をしました。

健康な人は、コルチゾールが明け方から午前中にしっかりと分泌されて体が目覚め、夕方以降はコルチゾールの分泌は減っていき、今度はメラトニンが分泌されて睡眠に導かれるというリズムを繰り返しています。

ところが副腎が疲れていると、コルチゾールの分泌にメリハリがないため、いつまでも少量ずつダラダラと出続け、より疲労感を招きます。朝起きることができない、昼間もボーッとしている、それなのに夜は眠れない……という悪循環に陥っている人が多いのです。

そこで昼夜逆転の生活はやめて、ホルモンを分泌する器官である副腎を休ませるときにはしっかり休ませ、働くときには元気に働かせる。これが副腎の疲労回復に役立ちます。

では、夜は副腎を休ませ、必要なときに必要なホルモンを分泌させるために、どうすればいいか——実は、簡単なことばかり。次のようなちょっとした習慣なのです。

## ●夜は遮光カーテンを閉めて暗くする

深夜まで部屋中を蛍光灯で煌々《こうこう》と照らしていませんか。

光の刺激はコルチゾールを分泌させます。

体に夜であることを認識させるためにも、できれば夕方ごろから部屋を徐々に暗くしていき、寝室は照明を消しましょう（不安な人はダウンライトや調光器などで工夫を）。

欧米のホテルに泊まると、部屋は間接照明が多くて温かく落ち着いた気分になります。日本の家庭は蛍光灯が多く、「部屋は明るいほうが好き」という感覚があるかもしれませんが、心身にとっては明るすぎるのです。

また、朝はカーテンを開けて日の光を浴びることで体は目覚めやすくなります。

## ●寝る直前のテレビ、パソコン、スマートフォンをやめる

テレビをつけっぱなしで寝てしまったり、寝る直前までパソコンやスマホを見ていたりしていませんか。

光と同じく、テレビやパソコンのブルーライトと呼ばれる光の刺激は強く、また情報が入ることで脳が働き、コルチゾールを分泌させてしまいます。

寝室にはテレビやパソコンを置かない、スマートフォンを持ち込まない、を新しい習慣にしてみてください。

ポイントは、「明るくしすぎない」ということ。

ちなみに、わが家では蛍光灯はつけずにダウンライトを使用していますので、外が暗くなれば、自然に部屋も暗くなっていきます。

照明を落として副交感神経が優位になり、体がリラックス状態になると、質のいい睡眠にもつながります。

子どもは自然のリズムに素直です。おかげでわが家の子どもたちは20時過ぎには眠くなり、21時にはぐっすり寝てしまいます。

「早く寝なさい」「早く起きなさい」と言わなくても、自然のリズムをつけてあげさえすれば早寝早起きになるものなのです。

ステップ4

# 細胞を元気にし、脳を整える

## ――健康な細胞膜と脳に欠かせないオメガ3の油

### ●牛赤身肉で細胞から若くなる

副腎ケアの最後のステップは細胞、そして脳です。

全身の細胞レベルで見ると、私たちの体のエネルギーをつくっているのは、約60兆個ある細胞のひとつひとつにある「ミトコンドリア」という器官です。

細胞内のミトコンドリアという「エネルギー生産工場」のなかで、酸素を使ってエネルギー（ATP）に変えていくことによって、私たちは体を動かし、呼吸をし、脳を働かせているわけです。

ですから、ミトコンドリアを活性化させ、細胞を元気にすることが、私たちがいつまでも健康でいつづけるカギになります。

ミトコンドリアを活性化させるために必要な栄養素は、ずばりビタミンB群、羊や牛の赤身肉に多く含まれているL-カルニチンです。

脂肪（脂肪酸）を燃焼させてエネルギーに換えるには、エネルギー産生サイクル（クエン酸回路）に運ばれる必要がありますが、その運搬役をするのがL-カルニチン。ビタミンB群は補酵素としてエネルギー産生サイクル（クエン酸回路）をぐんぐん回していくのに必要です。

## いい油が細胞膜を安定させ、〝不安とうつの脳〟を改善する

細胞や健康な細胞膜をつくるために欠かせない栄養素は、オメガ3系の〝いい油〟です。

最近は「体にいい油」への関心が集まっていますが、亜麻仁《あまに》油やエゴマ油、シソ油、魚油などのオメガ3系オイルを毎日の食事に積極的に取り入れていきましょう。

ただ、酸化しやすく熱に弱いため、加熱調理には向きません。仕上げに振りかけるか、ドレッシングなどにして生《なま》でとるのがおすすめです。

また、脳細胞の活性化はもちろん、脳の状態を整えるのもオメガ3系の油が必須です。

脳というと前頭葉《ぜんとうよう》、つまり「大脳新皮質《しんひしつ》」と呼ばれる部分が何かと注目されますが、副腎ケアから見て私たちが重視しているのは、その下（深部）の「大脳基底核」のほうです。

大脳基底核は爬虫類《はちゅうるい》にもある原始的な脳です。不安や恐怖といった原始的な感情を司る脳の核のような場所ですから、大脳基底核が安定していなければ、私たち人間は穏やかではいられません。

抑うつ感、不安感などといわれる感情は、精神的なストレスとなって副腎に負担をかけます。

不安やうつなどの症状を感じているのはどこかといえば、脳は脳でも実は大脳基底核であることが多いのです。

前置きが長くなりましたが、この不安をとるのにも、オメガ3系の良質な油が役立ちます。オメガ3が足りないと不安感が増し、大脳の深い部分で誤作動を起こしてしまいます。

また、ビタミンB群が足りない場合も大脳基底核で不安を感じやすくなります。ですから、うつ病の患者さんで一般的に処方される抗うつ薬が効かない場合、オメガ3系の油やビタミンB群を補給してあげると改善するケースが多々あります。

最後に、忘れてはならない栄養素は、細胞の材料そのものといえる、たんぱく質です。すでにふれたように、細胞の生まれ変わり（新陳代謝）に欠かせません。

また、脳の伝達物質セロトニンやメラトニンは、たんぱく質から分解されたアミノ酸（トリプトファン）からつくられます。

幸せ物質として有名なセロトニンは精神の安定に関わっており、「睡眠ホルモン」と呼ばれるメラトニンは、このセロトニンからつくられます。そのため、これらが不足すると、うつや不眠に悩まされたりします。

ですから、豚肉や牛肉、魚介類、卵、豆製品等、たんぱく質を増やす食生活がセロトニンを増やし、抑うつ状態の改善や、不眠の解消に有効なのです。

## ●腸と脳の不思議な関係

ここで腸と脳の切っても切れない関係について説明しましょう。

「腸は第二の脳」といわれるように、実は、腸と脳は直結していたのです。緊張したり極度なストレスがかかると、お腹が痛くなったり、下痢をしたりした経験はありませんか。

最近では過敏性腸症候群も増えていますが、これもストレスと深く関わっています。また、便秘になると気分が落ち込んだり、イライラしたりします。

先ほどセロトニンの話をしましたが、精神の安定に働くセロトニンがつくられている場所は、なんと脳が20％、腸が80％（脳が5％、腸が95％という最近の論文まであります）！　腸のほうが圧倒的にセロトニン生産量が多いのです。

脳のステップを最後にもってきているのは、このためです。一見、脳の問題といえる抑うつ症状を改善するためには、まず腸を整えることが先決だったのです。

これまで脳には「血液脳関門」というバリアがあり、脳を守るために、血液を通じて脳に悪いものが入らないようにしているとされてきました。ですから、同じセロトニンでも、腸でつくられたものは脳に作用しないとされてきたのです。

ところが、最近ではどうもこの「血液脳関門」は思ったよりもゆるいのではないかという説が有力になってきました。つまり、腸で生産されるセロトニンも、脳で共有されているのではないかというのです。脳と腸のセロトニンは別物だといっても、同じ一人の人間の体ですから、考えてみれば共有されてもおかしくはありません。

「ブレインガットコネクション（脳と腸の関係）」という言葉があるように、腸と脳の関係は重要です。

今日の医学では、「脳は腸から治す」というのがスタンダードな流れになってきました。最初のステップ❶を腸にしたように、**腸を治すことで脳は落ち着いていきます**。

実際、認知症状がある人で、便秘ではない人を探すのは難しいといわれています。

逆に、元気なお年寄りに便通状態を聞くと、とても良好だと答えます。こうした事実からも、脳と腸が深くつながっているのがわかるでしょう。

## ●「梅干しは塩分が多い」「果物は糖質が高い」から食べない、の間違い

ナトリウムとカリウムは、お互いに天秤《てんびん》のようにバランスを取り合っている関係です。

副腎が疲れ始めると、コルチゾールをさかんに分泌されます。この過程でナトリウムを吸収し、その分カリウムを排出しようとするので、カリウムが不足しがちです。

ところが副腎疲労が進み、副腎が疲れきってコルチゾールを分泌できない状態になると、ナトリウムを吸収できずに尿として排出されてしまうので、ナトリウム不足にもなります。

副腎疲労になると、このようにカリウムとナトリウムのバランスが乱れがちになります。同じ人であっても、時と場合によって、ナトリウム不足

になったりカリウム不足になったりするのが副腎疲労の人には多いのです。このバランスを整えるために、ナトリウムもカリウムもバランスよく摂取するといいでしょう。

ナトリウムをとるのにおすすめなのが梅干しです。

ドクターストップがかかっている人でない限り、適度な塩分は必要です。梅干しはミネラルも豊富なので、朝食などに取り入れてみてはいかがでしょうか。

ただし、減塩タイプのものには防腐剤などの添加物が入っているものが多いので、選ぶなら塩分濃度15％以上の、昔ながらのしょっぱいものにしましょう。一度に丸ごと1個食べなくてもかまいません。梅干しなら量も調整しやすいでしょう。

カリウムの摂取には、果物がおすすめです。

副腎疲労でクリニックを訪れる患者さんで、果物を食べていないという人が多いことに驚いています。果物は糖質が高いために食べないようにしている、というのがその理由のようです。

ただ、そのメリット・デメリットを考えたとき、メリットのほうを優先すべきだと思います。たとえば朝から同じ糖質をとるならパン（小麦）からとるよりは果物からとるほうがいいでしょう。

果物はビタミン、ミネラルを豊富に含むだけでなく、食物繊維も摂取できます。さらに抗酸化作用が強い成分も含まれています。

またホールフードといって、**食材全体をそのまま食べることにより、さまざまな栄養が摂取できるメリットもあります。**

もちろん果物には、農薬の問題などデメリットもあります。安全性がはっきりしているもの以外は皮をむいて食べるように心がけましょう。また、糖質が気になる人は糖度の低い、甘くないもの、酸っぱいものを選ぶようにしましょう。

果物以外でカリウムを摂取するには、こんぶやひじきなどの海藻類のほか、にんにく、アボカド、納豆、さつまいも、旬の生野菜もおすすめです。

## カラフルな食事＝アンチエイジング食

副腎ケアは食生活がカギとなるため、具体的な食べものを中心にお伝えしてきましたが、「じゃあ、明日から何を食べればいいの？」と思ってしまうかもしれません。とくに副腎疲労がある人は、「食事に気をつけよう」と頑張りすぎて、より副腎を疲れさせてしまう傾向があります。

そこで私たちがおすすめしている最もシンプルなルールを紹介します。

それは単純に「カラフルな食事を楽しむこと」。

食卓が鮮やかな食事は副腎にとっても、いい食事です。

アメリカのアンチエイジングの第一人者でもあるエリック・ブレイバーマン博士はこれを「レインボーダイエット」と名づけて提唱されています。

つまり、**レインボー（虹）のように色鮮やかな食事をとれば、ビタミン、ミネラル、そのほかの抗酸化物質など微量栄養素が意識せずともとれる**ということです。

フィトケミカルという言葉を聞いたことがある人もいるでしょう。

野菜や果物などの植物性食品の色素に含まれている、天然の化学物質のことです。たんぱく質、脂質、炭水化物、ビタミン、ミネラル、そして食物繊維に続く第7の栄養素ともいわれています。

たとえばトマトのリコピン、玉ねぎやパセリのフラボノイド、なすやブルーベリーのアントシアニン、パプリカや唐辛子のカプサンチン、ほうれん草やモロヘイヤのクロロフィルなどがあります。その数、実に1万種以上。まだまだ発見されていないフィトケミカルがある可能性も考えられるのです。

いずれも、強力な抗酸化作用を持ち、体内の活性酸素を除去するだけでなく、抗アレルギー作用や肝機能の保護、血糖の調整など、副腎はもちろん体にとって優れた働きを持っています。

本来なら、野菜を皮ごと、丸ごと食べるのが理想ですが、それが難しい場合は、皮をむいて食べればいいのです。丸ごと食べることにこだわるよりも、とにかく、いろいろな種類の食材をおいしく食べることのほうがずっと大切です。

難しいことは考える必要はありません。**1回ごとの食事がカラフルだったら正解、と覚えておきましょう。**

アメリカでは、カラフルな食事を説明するときに、赤ならトマトや赤パプリカ、黄色は黄パプリカ、グリーンはレタスやほうれん草……といったように、ひとつひとつ説明する必要があります。

でも、日本人の私たちは「食事を彩りよくする」ということは感覚的にわかっています。

食事をつくっていて、赤やオレンジが足りなければトマトやニンジンを足す、緑が足りなかったら葉物野菜やブロッコリーを足す、ということは日常的に行っていると思います。

クリニックでは時々、患者さんに、食事内容を写真に撮影していただいています。写真を見ると彩りが一目瞭然です。

そこで比較的年輩の方の食事（とくに朝食）でよく見かけるのが、パンと牛乳、ご飯に漬け物といったような食事。肉や魚などのたんぱく質やフィトケミカルが豊富な野菜や果物が見られないのです。

とくに火を使わず、買い置きもできるパンを食べている方が多いのには驚いています。パンはとりすぎれば、すでにご紹介したように、グルテンによって腸が炎症を起こす原因にもなります。

毎日の献立や、お弁当箱におかずを詰めるときに、ちょっと彩りを意識してみてください。それだけで違ってきます。

## 60％主義で実践すれば、ラクに続けられる

副腎をケアするための食生活は、すべて完璧にこなそうとする必要はありません。とくに、副腎が疲れてしまう人は、無理して頑張りすぎてしまう傾向があります。

**私は常々「60％できればＯＫ！」とみなさんにお話ししています。**

体にいいものを食べることにこだわりすぎて、あれもダメ、これもダメ、となってしまったら食べるものがなくなってしまいます。何より、食べる

## 細胞から若くなる7つの基本ルール

1 1回の食事をカラフルに

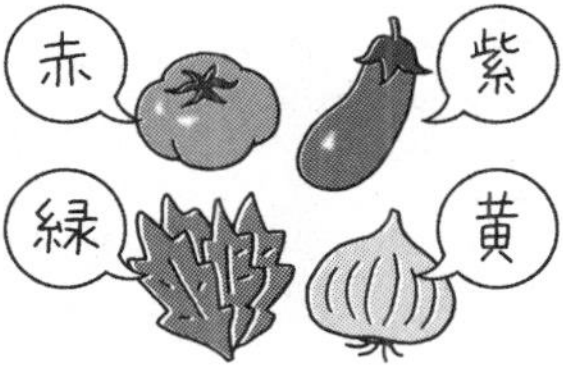


2 ビタミンB群とたんぱく質は3食こまめにとる

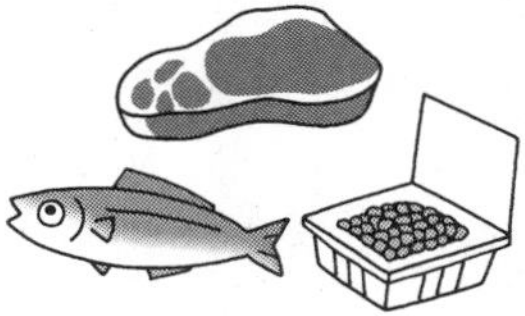

3 いい油を選ぶ

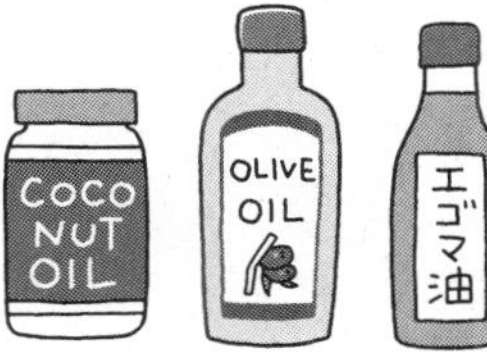


4 体の毒になる食べもの・飲みものを避ける

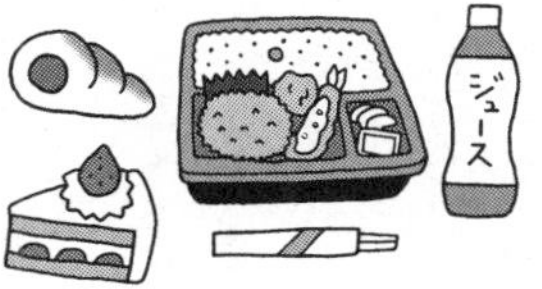


5 日用品はシンプルに、自然なものを選ぶ

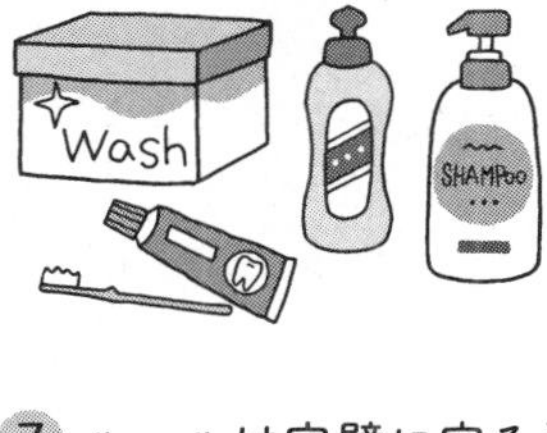


6 寝る前は光刺激を避ける

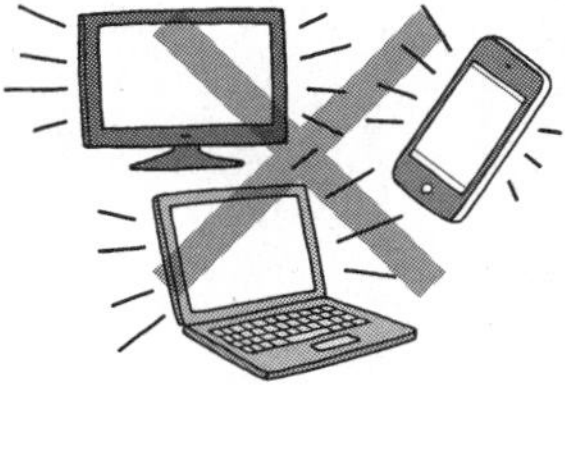

7 ルールは完璧に守ろうとしない。6割できればOK

楽しみがなくなってしまったら、つまらないですよね。

コンビニ食やファストフードなどを悪だと決めつけてしまうのも考えものです。忙しい毎日を送るなかで、安くて便利なこと、スピードが速いことも私たちには必要なはずです。365日、徹底してこだわる必要はないのです。できることから始めましょう。

たとえば、平日は気をつけるけれども週末は家族で好きなものを食べるようにしたり、一日3食のうち2食だけ気をつけてみるというのはいかがでしょうか。

経験上、1週間単位にすると実行しやすいようです。

「月曜日と火曜日はお酒を飲みぎたから、週末はセーブしよう」

「外食が3日間続いたから、残りの4日は自炊しよう」

などといったペースだとラクに続けられます。

トータルで60%の達成率に帳尻が合っていればよしとしましょう。

コラム

# わが家ではこうしています〈食事編〉

わが家の食卓でも、副腎を元気にしてくれる疲れ知らずの食事を実践しています。

あれもダメ、これもダメ、と何でも制限してしまうと食事が楽しくないものになってしまいます。体にいいもので、いかにおいしく楽しい食卓にするかを常に意識しましょう。

たとえばオメガ3を豊富に含むオイルサーディンは、夫の龍介がよくつくる料理です。

イワシを3枚におろして塩水に1時間ほど漬け込み、水気をふきとって広めの鍋にオリーブオイルを入れ、ブーケガルニ、鷹の爪、ローリエなどハーブを入れてごく弱火でじっくり煮こむだけです。

保存食になるのでまとめてつくって、そのまま食べるのはもちろん、刻んでトマトソースを混ぜてミートソースにしたり……。

グルテンフリーにすると食べるものがないとよくいわれますが、代替品もたくさんあり、インターネット通販でも手軽に購入できるようになりました。

わが家では唐揚げは小麦粉を使わず、米粉やひよこ豆のパウダーを使っています。パリッとした食感で、とてもおいしいです。

また、市販のカレールーやシチューには小麦粉が含まれていますが、わが家ではカレーといえば小麦粉を使わないさらさらとしたインドカレーです。ターメリック（に含まれるクルクミン）やガラムマサラなどハーブや香辛料を使えば解毒作用もばっちりです。

チキンライスにはパクチーなど香草をたっぷり乗せて、朝から食べます。

カゼインフリーには、豆乳を使っています。子どもも大好きなタンドリーチキンは、鶏の手羽元に塩、カレー粉、豆乳ヨーグルトをもみこんで漬けておいて焼くだけ。豆乳ヨーグルトは市販されています。

ドレッシングも手作りです。オリーブオイルやオメガ3系の亜麻仁《あまに》油、エゴマ油に酢と塩を入れてつくれば、よけいなものが入っていないおいしいドレッシングが簡単にできます。

コラム

# あなたのコルチゾール量の調べ方

本書で何度も出てきた「コルチゾールの分泌量」という言葉。

実際に私たちのクリニックでコルチゾールの分泌量はどのように測るかというと、唾液と尿で測ります。

ちなみに血液検査でわかるのは、アジソン病（コルチゾールを含むステロイドホルモンの分泌が病的に低下）やクッシング病（コルチゾールを含むステロイドホルモンの分泌が病的に過剰）といった、深刻な病気です。

クリニックで調べているのは、病気の手前の状態で、コルチゾールがその人にとって本当に適量に分泌されているかどうかです。血液検査で正常値の範囲内であっても、実は不足していたということも多々あります。

唾液検査では朝、昼、夕、就寝前など、こまめに検査をして、時間帯ごとのコルチゾールの分泌量を調べます。

健康な人では朝分泌量が増えますが、副腎疲労の人では相対的に朝の分泌量が少ないため、朝起きるのがつらくなりがちです。

時間帯ごとの変化では、夜分泌量が高い人、一日を通してずっとフラット（変化がない）な人など、人によってもさまざまです。

また、尿ではコルチゾールの一日24時間の分泌量を見ています。なぜ尿のチェックまでするかというと、唾液で時間帯ごとの分泌量を調べたとしても、たとえばコルチゾールはコーヒーを飲んだり、チョコレートを食べただけでも無理やり分泌することができるからです。ある時間帯だけの分泌量を調べても把握しきれないことが多いため、24時間の尿で全体を見ています。

こうして唾液と尿の検査をして初めて、副腎疲労かどうかの診断ができるというわけです（もちろん、その人のストレス状態などいろいろな条件を加味して診断します）。

少し専門的な話になりましたが、「コルチゾールの分泌量に異常がなかった」という人でも、検査の方法を変えるだけで副腎疲労の可能性はあるということを知っておいてください。

# 第3章

# 副腎にやさしい「引き算の生活」のコツ

## 1 健康は「足し算」より「引き算」

「○○を食べると若返る」

「△△の健康のために、○○のサプリメントをとりましょう」

今、ほとんどの健康法・アンチエイジング法が何かを体に入れる「足し算」をすすめています。

よい栄養や成分を「足す」ほうが体にいいことをしているという実感を持ちやすいからなのかもしれません。

食生活でも、みなさん「何を食べたらいいのか」に関心が高まりがちです。

もちろん「何を食べるか」は重要ですが、私たちが強調したいのは、体に何を「入れるか」より、何を「入れないか」の重要性です。

副腎ケアは、まず「引き算のケア」から始まります。

第2章で説明したように、グルテンを含む小麦粉、カゼインを含む乳製品を入れないことで腸の炎症やアレルギーを予防します。

添加物や化学合成物質を含む食べものや飲みもの、カフェイン、アルコール、遺伝子組み換え食品、お菓子やジャンクフードなどの〝毒素〟をなるべく入れないことで、肝臓の負担を減らします。

**まずは2週間試してみてください。これだけで体は変わり、驚くほどラクになります。**

体に「入れない」だけですから、お金も手間もかかりません。

最終的に60％達成できればOKなのですが、まず最初の2週間だけは「入れない」生活をしてみることをおすすめします。それでどれだけ体が変わるのかを知る必要があるからです。

たとえば、こんな例があります。

今、私たちのクリニックの副腎疲労外来はキャンセル待ちが発生しており、初診を予約されてから年単位でお待ちいただいている状況です。一刻も早く診てほしいというつらい状況の患者さんに対して、ただ待っていただくのは申し訳ないので、お電話で「入れない」食生活の説明をさせていただくことがあります。

初診までにグルテンフリー、カゼインフリーをあらかじめ実践していただくのです。

すると、笑い話のようですが、初診を待たずに元気になってしまう人が続々と現れました。なかには、わざわざ初診に来られて、

「調子がよくなってしまいましたけど、先生の顔が見たくて来ました」

とおっしゃる人もいました。「入れない」だけで、副腎はかなり元気になるのです。

英語で「ごみを入れればごみしか出てこない」というフレーズがあります。この言葉は食べものと副腎疲労の関係を言い表しているといったのは、アドレナル・ファティーグ（副腎疲労）研究の第一人者であるジェームズ・L・ウィルソン博士でした。

繰り返しになりますが、**私たちは体にいいものを入れることばかり考えがちですが、「いいものを入れるよりも悪いものを入れない努力が先」なのです。**

## ② 暮らしをシンプルにする

肝臓サポートの項でも少しふれましたが、副腎ケアのための「入れない」生活は、結局、生活を自然に合わせてシンプルにすること、すなわち「シンプルな暮らし」につながっています。

おさらいになりますが、体に火種をたくさん抱えるほど、それだけ火消し役のコルチゾールを浪費して、副腎は働きっぱなしになります。

ですから、火種となる原因（コルチゾール泥棒）をつくらないこと、火種の絶対量を減らして、コルチゾールをあまり出さなくてもいい生活をしてあげるのが一番の副腎ケア。副腎にやさしい生活なのです。

**誰でも簡単に実践できるのは、昔ながらのシンプルな生活です。**

**食事の栄養について医学的観点からいろいろ説明しましたが、肉や魚のたんぱく質に野菜、汁もの、漬物に少しのご飯といった、昔からある日本の和食を食べているだけで、体は応えてくれるのです。**

## 3 加工されていない、なるべく自然なものを選ぶ

ふだん私たちが患者さんにお伝えしている生活のコツを3つ紹介します。

### 1 腐るものを食べる（賞味期限が短いものを食べる）

腐るものを腐らせないようにするために、保存料などの添加物が多く使われています。添加物を食生活のなかからすべてなくすのは現実的ではありませんが、できるだけ腐るものを選ぶ視点が大切です。

ちなみに、私たちはお中元やお歳暮などを贈るとき、必ずフルーツなどの腐るものを選ぶようにしています。それはもちろん相手の健康を考えてのことです。

腐るものは贈り物として敬遠されがちですが、事前に電話などで連絡をして、いつごろお贈りするのがいいのかご相談すれば即解決。それがいいコミュニケーションにもなるでしょう。

## ② 人の手があまり加わっていないものを選ぶ（加工食品のほか、「ゼロカロリー食品」や「減塩食品」に要注意）

腐るものにつながることですが、ゼロカロリー食品のように、過剰に人の手がかかりすぎているものには注意が必要です。

とかく「カロリー」を気にする方が多いのですが、口に入れるもののカロリーをゼロにすることと、添加物を入れないことのどちらを副腎が喜び、本当の健康につながるのかを考えてみましょう。

人工甘味料を使ったゼロカロリーの食品や飲みものは、脳を混乱させてしまいます。

甘いものを摂取したはずなのに、脳にはブドウ糖が運ばれないために血糖値が上がらず、本当の意味で満足できないのです。

すると、よけいに甘いものを欲してしまうことになります。それなら、砂糖の入った本当に甘いものを少量とるほうがずっといいでしょう。

減塩食品も、人の手が加わっている意味では同様です。

副腎が疲れている人は塩分の吸収がうまくいかず、かえって塩分不足になりやすい傾向があります。

味の濃いものやしょうゆなどをおいしく感じるときは、塩分不足のサインかもしれません。そんなときに無理して減塩食品を選ぶと、副腎の疲労は回復しません。

**疲れているときは、起き抜けに一杯の塩水（コップの小さじ2分の1ほどの海塩を混ぜたもの）を飲むことをおすすめします。ポイントは精製塩**

**ではなく、原材料に海水のみが使われているものを選ぶことです。**

わが家では子どもたちに買い物を頼むとき、「商品の裏側のラベルにカタカナの文字がいっぱい書いてあるものは買わないでね」とお願いしています。

これは大人も同じです。何も添加物の名前をすべて覚える必要はなく、裏側のラベルに知らない言葉があったら、なるべく避けることから始めてみてはいかがでしょうか。

## ③ 生活をシンプルにして、自然なものを心がける

第2章で説明したように、化学物質に頼りすぎる生活は、肝臓が解毒作業で忙しくなり、副腎を疲労させることにつながります。

清潔にこだわりすぎるあまりに、消臭剤や芳香剤、抗菌スプレーなどを多用したり、柔軟剤を使えば、それだけ体に毒を入れてしまうことになり

ます。

不自然に清潔になることを求めるよりも、言い方は悪いですが、ほどほどに不衛生な環境で過ごすほうが、免疫力もアップします。身の回りにあるものは、なるべく自然なものを心がけてください。

## ④ 自然のリズムに合わせて心地いい生活を

夜更かしなどの不規則な生活をやめ、自然のリズムに合わせた生活リズムを送ることも、副腎にやさしい生活のポイントです。

コルチゾールとメラトニンの関係を思い出してください。

昼間はコルチゾール、夜はメラトニンを出せるように、日の出とともに起き、日が沈んだらリラックスモードに入って眠るのが大切です。

また、もののとらえ方を変えて、自分に入ってくる情報を「自分の心地いいものにする」ということも大切です。

たとえば、テレビを観て政治家やタレントに向かって怒ったり、人に会えば愚痴話や病気自慢になったり。実はこれはすべて自分で自分の大脳基底核を傷つけていることにつながります。このとき、司令塔である大脳基底核は誤作動を起こし、「これは大変だ、危機的状況だ」とコルチゾールがガンガン分泌されています。副腎が過剰に働いて空打ちしている状態と同じです。

**副腎にやさしい生活のヒントとして、ぜひ「心地いいほうを選ぶこと」を入れておいてください。**

「今の若い人は……」と批判するのではなく「若い人も頑張っているね」、「ろくなテレビ番組がない」ではなく「テレビでこういう面白い話を聞いたよ」、病気自慢ではなく「こんないい健康法がある」「こうしたら調子がよくなった」など、意識的に自分をいつもニコニコ笑顔でいられる状態に置くのです。

副腎疲労の患者さんのなかには、日常生活の「優先順位」をつけられず、あれもやって、これもやって……、とつい頑張りすぎてしまう人が少なくありません。

「先生、どこから始めていいのかわかりません」

とくに、今までいろいろなことを並行してやってこられた主婦の方は、何かを後回しにすることが苦手です。そして、一度にすべて行おうとしてできないと、「何もできない自分はダメだ」と極端に考えてしまう傾向もあります。

体調が悪い日は「休むこと」を優先順位の一番に持ってきてもいいことを知ってください。洗濯物をたたまなくても、掃除をしなくても死にはしない、くらいの気持ちでいいのです。

ひと口に副腎疲労といっても、その人によって回復のパターンは異なります。焦らずにひとつひとつ、心地のいいことを選びながら克服していきましょう。

## 5 一生健康でいるために、コルチゾールを大切にして生きる

最後に、副腎がつくるホルモンの話に戻りましょう。

実は、コルチゾールなど副腎から分泌されているホルモンは、一生を通じてその分泌が減ることのないホルモンです。

今までさんざん副腎が疲れている、コルチゾールが分泌され続けて不足している、といっておいて、真逆のことをいっているように思われますか？

成長ホルモンや男性ホルモンや女性ホルモンは、老化とともに分泌量が減っていきます。逆に、コルチゾールなどのホルモンの分泌量は減らず、むしろ年齢とともに少しだけ上がります。

それはコルチゾールが年齢に負けず、へこたれない強いホルモンだからではなく、老化が進んでいくにつれて必要とされるホルモンだからです。コルチゾールは体内の炎症の火消し役。老化すればそれだけ炎症が増えるため、火消し役であるコルチゾールの出番が増えていくので、常に必要とされてしまうのです。

とはいえ、その火種の数が多すぎると、疲弊し、不足しがちになるために不調が起こるのは、すでにご紹介してきた通りです。

コルチゾールが一気に使われて足りなくなれば、私たち人間は死んでしまいます。ですから、そのようなことがないように、基本的にはコルチゾールは死ぬまで分泌され続けているものなのです。

それでもこれだけ大忙しでは、コルチゾールは常に「相対的に」不足している状態です。コルチゾールを使いきることのないよう、長く頑張ってもらえるように、温存して生活をしなければなりません。

この本を通じて、副腎にやさしい生活を心がけていただけたらと願わずにはいられません。

コラム

## わが家ではこうしています〈生活編〉

わが家では夫の龍介が化学物質に弱いこともあり、生活回りに使うものも、なるべく体に負担のないものにこだわっています。

シャンプーや歯磨き粉、お風呂洗い石けんは、合成防腐剤などの化学物質を一切使用していないものを使用しています。最近はオンラインショップなどで手軽に購入できますので、ぜひ体に合うお気に入りのものを探して見つけてみてください。

とくに、お風呂洗いは子どもに手伝わせることが多いので、肌にやさしいシンプルなものが一番。お風呂やキッチンなどの水回りの洗剤には、重曹などを使うのもいいでしょう。

また、洗濯洗剤は香りが強すぎるものは避けるようにしています。肌にも環境にもやさしい成分でつくられたものを使っています。

女性の場合、肌に直接つける化粧品も気になるところです。

私自身はほとんどメイクをしませんが、スキンケアに関しても特別なものは使っていません。商品ラベルを見て、成分がシンプルなもので、しっかり保湿をすることを心がけています。よくわからない成分がたくさん並んでいるものはなるべく避け、自分の肌に合ったものを選びましょう。

保湿だけなら、ワセリンだけでも十分な保湿力があります。ワセリンはもともと皮膚が元来もっている成分なので安心して使えます。

アトピー性皮膚炎のお子さんで、髪を整えるのにワセリンを使用するのもおすすめです。

いずれにしても、どこのメーカーのどの商品ということより、実際に使ってみて調子のいいもの、自分に合っているシンプルなものを選ぶことをおすすめします。

## おわりに
# 副腎にいい食事で家族が幸せに

食事のとき、いつもと同じ味付けなのに、家族（たとえば、ご主人）が「ちょっと味薄くない？」と言ったとしたら、副腎が疲れているのかもしれません。

ここでカチンとくるのではなく、「副腎が疲れて体が塩分を欲しがってるんだ」と思ってみてください。ケンカにならずに済みます。

実は、この本に取り掛かる前、超多忙な時期がありました。もともと副腎がタフでない僕の場合、ストレスが高くなると、すぐ副腎が疲労します。我ながら性格が悪くなって、妻の良子にも当たっていました。

そんなとき彼女は、解毒作用のあるスパイスたっぷりのインド料理や、

〝しょっぱい〟トムヤムクンなど副腎にいい料理をつくってくれるのです。本当にありがたいです。そして副腎がよくなると、僕も本来ののんびりした性格に戻ります。

副腎ケアによって、ニコニコ笑顔に変わっていく人をたくさん見てきました。この本を通して、一人でも多くの方とそのご家族が幸せになれますように。

●●●

2006年に日本で初めて副腎疲労外来を設けたクリニックを開業して20年近くになります。

近年は副腎疲労の知識があるドクターが増え、「副腎疲労」という言葉は世間にも徐々に知られるようになってきました。

最近は米国のドラマ内でも「副腎疲労」が普通に使われるようになって

います。日本でも「副腎疲労気味だから早く寝よう」「副腎疲労っぽいから塩分を多めにとろう」というように使っていただけるといいですね。

今回、文庫版を刊行するにあたり、本書でご紹介した副腎を元気にする食生活が、副腎疲労だけでなく、老化症状すべてに有効であり、健康寿命を延ばすことにつながることを知ってもらえたら幸いです。

スクエアクリニック副院長　本間龍介

本書は二〇一六年に小社より四六判で刊行された
『老化は「副腎」で止められた』を改題・再編集し、
ダイジェスト化したものです。

青春文庫

抗加齢専門医《アンチエイジングせんもんい》が教《おし》える

# 食事《しょくじ》は「引《ひ》き算《ざん》」に変《か》えなさい

細胞《さいぼう》から若《わか》くなる最新常識《さいしんじょうしき》


2024年3月20日　第1刷

著　者　本《ほん》間《ま》良《りょう》子《こ》
　　　　本《ほん》間《ま》龍《りゅう》介《すけ》

発行者　小澤源太郎

責任編集　株式会社プライム涌光

発行所　株式会社青春出版社

〒162-0056　東京都新宿区若松町 12-1
電話 03-3203-2850（編集部）
03-3207-1916（営業部）
振替番号　00190-7-98602

印刷／中央精版印刷
製本／フォーネット社

ISBN 978-4-413-29847-6

ほんとうのあなたに出逢う ◆ 青春文庫

"自己流"より断然おいしい!
## 「食べ物」のトリセツ
材料選びから、料理の裏ワザ、プロのコツまで

おいしいアスパラは「はかまの三角形」、トマトは「おしりの星」に注目……ほか"激ウマ300項目"をまるごとパッケージ!

話題の達人倶楽部[編]

(SE-843)

## 「自分の機嫌」をとる練習
いい気分が、いい人生をつれてくる

ちょっとくらいイヤなことがあっても、イライラ・モヤモヤしなくなる。どんな時でも、機嫌よくいられる仏教の知恵

名取芳彦

(SE-844)

## 50代からの「思考のコリ」をほぐす本

電車の中の「読む」「書く」習慣で、ひと味違う発信力を身につける方法……ほかこれなら、一生"進化"がとまらない

知的生活追跡班[編]

(SE-845)

大人のクイズ
## 答えが2つある漢字

「認める」の読み方、ひとつは「みとめる」、では、もうひとつは?漢字の"二刀流"に挑戦!

馬場雄二

(SE-846)